発熱性好中球減少症（FN）診療ガイドライン

改訂第3版

がん薬物療法時の感染対策

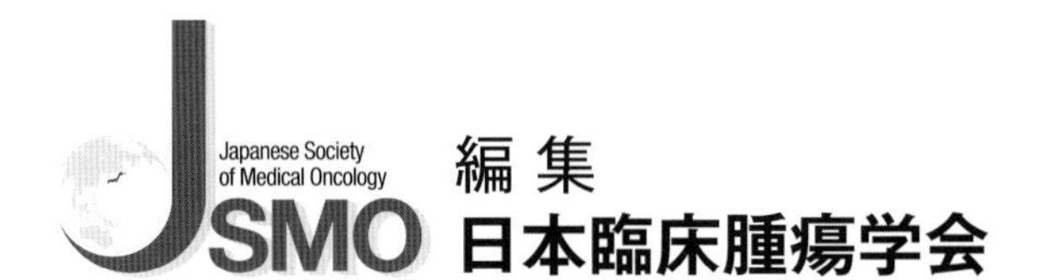

編集
日本臨床腫瘍学会

南江堂

「発熱性好中球減少症(FN)診療ガイドライン（改訂第3版)」発刊にあたり

発熱性好中球減少症（febrile neutropenia：FN）は，抗がん薬とくに殺細胞性抗がん薬にしばしばみられる副作用であり，時に重篤例では致死的であることから Common Terminology Criteria for Adverse Events（CTCAE）においては好中球減少症とは独立した有害事象として扱われている．以前から，FN 発症のリスクファクターとして特定がん種，高齢者，感染症，甲状腺機能低下などの併存疾患，抗がん薬の種類，投与量や併用数，ステロイド使用やカテーテル留置などが，FN 発症患者の重症化のリスクファクターとして年齢，全身状態，臓器障害，疾患の状態，治療歴などが知られている．しかし，FN 発症患者の合併感染症による重症化の予測は必ずしも容易ではない．このため FN による重症感染症発生頻度が低い（5％以下）低リスク患者を選択するための MASCC スコアが推奨されてきた．

日本臨床腫瘍学会は，2012 年に初版として刊行した本ガイドラインを 2017 年に第 2 版へと改訂し，そこでは CQ（Clinical Question）1 で MASCC スコアの使用を推奨した．その後に実施された厚生労働省科学研究「がん診療連携拠点病院等の施設間の支持療法の均てん化の実現に資する研究」（全田班）のアンケート調査によると，がん診療に携わる医師の約 9 割が本ガイドラインを使用し，その遵守率は本ガイドライン全体で約 8 割であり，概ね GL に沿った FN のマネジメントがなされている．しかし，一部の CQ の遵守率は低く，意外にも MASCC スコアの利用率（第 2 版 CQ1）や G-CSF の治療投与（第 2 版 CQ9）に関する CQ の遵守率が高くないことが明らかになった．この結果を考慮し，今回の改訂では外来治療が可能な低リスクの FN 患者を選択するためのアルゴリズムが提案されている．まず，高リスク患者をリスク評価の対象外とし，低リスク患者のなかから外来治療が可能と推定される候補を選ぶための評価プロセスを提示している．このアルゴリズムが日常診療でどの程度活用されていくのか注目したい．このほかにも FN の診断や治療に関して 2 つの CQ（第 2 版 CQ6 と 10）が削除され，新たに 4 つの CQ（第 3 版 CQ8，9，11 と 20）が追加されている．改訂第 2 版からの改訂項目にも注意していただきたい．

本ガイドラインは「Minds 診療ガイドライン作成マニュアル 2020」に準拠し科学的根拠に基づく診療ガイドラインとして作成された．対象患者は悪性リンパ腫，胚細胞腫瘍など，がん薬物療法の感受性が高い腫瘍の根治的治療，および固形腫瘍での術前・術後療法，切除不能な固形腫瘍での延命・症状緩和目的の薬物療法を受ける患者である．このガイドライン改訂第 3 版ががん薬物療法にかかわる多くの医師，看護師および薬剤師により活用され，適切な FN の評価と治療により患者の治療成績および QOL の向上に寄与することを期待したい．

最後に，本ガイドライン作成を担当された吉田　稔 改訂第 3 版作成部会長をはじめとする多くの委員の御尽力に深謝する．

2024 年 2 月

公益社団法人日本臨床腫瘍学会 理事長
石岡　千加史

「発熱性好中球減少症(FN)診療ガイドライン（改訂第３版)」発刊によせて

がん薬物療法において，有害事象に対する適切な支持療法の実施は患者さんの予後を向上するうえで必須であることは言を俟ちません．なかでも発熱性好中球減少症（FN）は幅広いがん種を対象とした様々な薬剤によって引き起こされる可能性の高い有害事象であり，かつ患者さんの命を危うくする点で最も注意すべきものです．がん治療における臓器横断的な支持療法をサポートする診療ガイドラインは以前から求められており，日本臨床腫瘍学会は2012年に本ガイドライン初版を，2017年には改訂第2版を発刊し，実臨床で広く利用されてきました．時を経てがん薬物療法は進歩し，新規の分子標的治療薬に加え，免疫チェックポイント阻害薬や細胞療法の登場など，その姿は様変わりし，同時にFNをはじめとした有害事象への対応も進歩して参りました．これらを背景として，待たれていた改訂第3版がこのたび発刊されることとなりました．

改訂第3版でまず注目すべき点として，「発熱性好中球減少症（FN）診療ガイドライン改訂第2版の遵守に関するアンケート調査」概要の記載があげられます．これは日本がんサポーティブケア学会FN部会と厚生労働省科学研究（全田班）が中心となり本学会も協力した研究の成果です．がん診療に携わる医師の約9割が改訂第2版を利用している一方で，全体の遵守率は約8割，特にMASCCスコアによるリスク評価や，FN発症患者に対するG-CSF投与については必ずしもガイドラインが遵守されていないなどの傾向が明らかにされています．改訂第3版ではこれらの課題を十分に踏まえ，たとえば，臨床的に安定している固形腫瘍患者のみを対象としたFN重症化リスク予測モデルCISNEスコアによる評価が推奨文に加えられ，外来治療候補となる患者の選定アルゴリズムも新たに提案されるなど，実臨床での使いやすさを目指した改訂がなされています．また，死亡率の高い病原微生物の項では真菌感染症を含めた解説が，多剤耐性菌の感染対策については現在の状況に即した解説が，より詳細に記載されています．さらに新たなCQとして，サイトメガロウイルス再活性化のスクリーニングのタイミングや，帯状疱疹ワクチンが取り上げられました．

このようにFNの診断，治療を巡る最新情報をエビデンスに基づいて記載するだけでなく，実地臨床での適切な診療を実現するために大いに心を配った改訂がなされています．このたびの作成に携わられた吉田 稔 ガイドライン作成部会長をはじめとする作成グループ委員，オブザーバー，協力委員，作成協力者，外部評価委員，その他関係の皆様のご尽力に心より感謝を申し上げます．本ガイドライン改訂第3版ががん診療を行うより多くの医療機関で活用されることを祈念しています．

2024年2月

公益社団法人日本臨床腫瘍学会 ガイドライン委員会 委員長

馬場　英司

はじめに

1）発熱性好中球減少症（FN）診療ガイドライン改訂の目的と対象および使用者

がん薬物療法を行う際に最も問題となる用量制限毒性は骨髄抑制に伴う血球減少で，特に白血球減少に伴う感染症の増加は重要であり，発熱性好中球減少症（FN）がその代表である．FNを起こすと重症化や感染症死のリスクが高まり，回復してもそれ以後のがん薬物療法の遅延や治療強度の低下を余儀なくされる．がん薬物療法を有効かつ安全に行うための診療指針として，日本臨床腫瘍学会は2012年に『発熱性好中球減少症（FN）診療ガイドライン』を作成した．2017年には，新たな抗がん薬および支持療法薬の登場に対応するため，改訂を行い「第2版」を発行した．診療ガイドラインがどのような評価を受け，実際に利用されているかの調査は重要であるが，多くの診療ガイドラインではそのような検証はされてこなかった．厚生労働省科学研究「がん診療連携拠点病院等の施設間の支持療法の均てん化の実現に資する研究」（全田班）の研究として，本ガイドラインの遵守状況に関するアンケート調査を行った．その結果はがん患者の多様性とわが国のがん診療体制の特徴もあり，一部のCQは必ずしも遵守率が高くないことが判明した．それらは低リスク患者を選択するためのMASCCスコアの利用率や，G-CSFの治療投与などであり，今回の改訂にはその点への議論も加えた．

2019年冬に中国武漢ではじめて報告されたCOVID-19は瞬く間にpandemicとなり，社会全体に大混乱を引き起こした．がん治療にも大きな影響を及ぼし，がん関連学会もその対応に追われた．従来にないスピードで治療薬やワクチン，抗体医薬などが上市され，わが国では2023年5月に感染症法2類から5類に変更され，ようやく落ち着きをみせている．本来であれば本ガイドラインでもCOVID-19に関するCQを取り上げるべきであろうが，ウイルスの変異とそれに伴う薬物療法の変遷のスピードは早く，書籍媒体での対応は到底難しいことから，今回の改訂では取り上げていない．

このような状況下にあっても，近年の免疫チェックポイント阻害薬や新規分子標的治療薬の導入，さらには新たな細胞療法の開発が加速し，高齢患者の増加も加わって，より多くの患者でFN発症リスクが増加している．一方ではantimicrobial resistance（AMR）の重要性から適正な抗微生物薬の使用が望まれている．これらを踏まえて，今回『発熱性好中球減少症（FN）診療ガイドライン改訂第3版』を作成した．

本ガイドラインの対象は，第2版同様，悪性リンパ腫，胚細胞腫瘍など，がん薬物療法の感受性が高い腫瘍の根治的治療，および固形腫瘍での術前・術後療法，切除不能な固形腫瘍での延命・症状緩和目的の薬物療法を受ける患者である．また，薬物療法を受ける急性白血病患者は高リスクの代表として，本ガイドラインの対象からは外せないが，同種造血幹細胞移植患者は対象としていない．従来どおり，がん患者の感染対策に重要な帯状疱疹やニューモシスチス肺炎の予防，B型肝炎や結核のスクリーニング，肺炎球菌ワクチンなども触れた．

想定される使用者は，がん薬物療法に携わる医師，看護師，薬剤師などの医療者である．また，外来におけるFNへの適切な対応を周知する目的で，救急外来の医師，看護師などがん薬物療法や感染症を専門としない医療スタッフも本ガイドライン利用者として想定した．

2）作成者

編集　日本臨床腫瘍学会

発熱性好中球減少症（FN）診療ガイドライン改訂第 3 版作成部会

[部会長／ガイドライン作成事務局・作成グループ委員長]

吉田　　稔　帝京大学医学部附属溝口病院第四内科

[副部会長／ガイドライン作成事務局・作成グループ副委員長]

藤田　浩之　済生会横浜市南部病院血液内科
矢野　真吾　東京慈恵会医科大学腫瘍・血液内科

[作成グループ委員]（五十音順）

秋山　　暢　さがみひまわりクリニック
岩﨑　博道　福井大学医学部感染制御部
岡村　卓穂　東海大学医学部外科学系乳腺・腫瘍科学
冲中　敬二　国立がん研究センター東病院感染症科
木村　俊一　自治医科大学附属さいたま医療センター血液科
草場　仁志　国家公務員共済組合浜の町病院腫瘍内科
康　　秀男　大阪公立大学大学院医学研究科産業医学
髙田　　徹　福岡大学病院感染制御部
髙橋　孝輔　安城更生病院呼吸器内科
吉田　　功　国立病院機構四国がんセンター血液腫瘍内科

[協力委員／システマティックレビューチーム委員]（五十音順）

相野田祐介　国立がん研究センター東病院感染症科
阿部　将也　岡山大学大学院医歯薬学総合研究科血液・腫瘍・呼吸器内科学
石井　敬人　東京慈恵会医科大学腫瘍・血液内科
井本　和紀　大阪公立大学大学院医学研究科臨床感染制御学
加藤　英明　横浜市立大学附属病院感染制御部
酒巻　一平　福井大学医学部感染症学講座
鈴木　大介　安城更生病院感染症内科
関谷　紀貴　東京医科歯科大学病院感染症内科
田上　　晋　東京慈恵会医科大学腫瘍・血液内科
玉置　雅治　自治医科大学附属さいたま医療センター血液科
寺尾まやこ　東海大学医学部外科学系乳腺・腫瘍科学
中村　啓二　九州大学病院総合診療科
二尾　健太　国家公務員共済組合浜の町病院腫瘍内科
西本　光孝　大阪公立大学大学院医学研究科血液腫瘍制御学
原田　壮平　東邦大学医学部微生物・感染症学講座

松田　健佑　　東京大学医学部附属病院血液・腫瘍内科
森　　信好　　聖路加国際病院感染症科
山田　康一　　大阪公立大学大学院医学研究科臨床感染制御学

［作成協力者］
阿部　信一　　東京慈恵会医科大学学術情報センター

［外部評価委員］（五十音順）
相羽　惠介　　戸田中央総合病院腫瘍内科
天野　慎介　　全国がん患者団体連合会
田村　和夫　　特定非営利活動法人臨床血液・腫瘍研究会

ガイドライン委員会

［委員長］
馬場　英司　　九州大学大学院医学研究院社会環境医学講座連携社会医学分野

［副委員長］
下平　秀樹　　東北医科薬科大学医学部腫瘍内科学教室

［委員］
岸　　一馬　　東邦大学医療センター大森病院呼吸器内科
矢野　真吾　　東京慈恵会医科大学腫瘍・血液内科
武田　真幸　　奈良県立医科大学腫瘍内科
原　　文堅　　がん研究会有明病院乳腺内科
岩間　映二　　九州大学病院呼吸器科
北野　敦子　　聖路加国際病院腫瘍内科

3）Clinical Question の作成について

FN 診療のアルゴリズムに基づいて重要な臨床的課題（Clinical Question：CQ）を選定した．CQ の作成方法は「Minds 診療ガイドライン作成の手引き 2020」に準拠した．CQ の構成要素を PICO（P：Patients，I：Interventions，C：Comparisons，O：Outcomes）の形式で抽出し，ひとつの疑問文で表現した．本ガイドライン第 2 版では CQ は 20 項目であったが，アンケートの結果や臨床的重要度を考慮し，取り上げる CQ の再検討を行った．具体的には改訂第 2 版の CQ5（重症化するリスクが低い FN 患者に対して，経口抗菌薬による治療は可能か？）と CQ6（重症化するリスクが低い FN 患者に対して，外来治療は可能か？）は統合し，CQ10（重症化するリスクが高い FN 患者に対して，ガンマグロブリン製剤の投与は推奨されるか？）は削除した．一方で重要性の増した複数の CQ を新設した．それらは以下の 4 項目である．CQ8（初期治療開始後3～4日経過してもFNが持続し，全身状態が不安定な場合にはどのような抗菌薬治療が推奨されるか？)，CQ9 (初期治療開始後3～4日経過してもFNが持続する場合，抗真菌薬のempiric therapyとpre-emptive therapyのどちらを選択するか？)，CQ11 (どのような場合にサイトメガロウイルスの再活性化のスクリーニングを行うことが推奨されるか？)，CQ20 (がん薬物療法を受けている患者に帯状疱疹ワクチン接種は推奨されるか？)である．これによりCQは22項目となった．

a) エビデンスの検索方法

日本医学図書館協会の協力のもと，PubMed，Cochrane Library，医中誌を検索した．対象年代は1966年以降，対象言語は英語，日本語とした．検索式は，学会ホームページに掲載した．

b) エビデンスの抽出方法

メタアナリシス，システマティックレビュー，無作為比較試験，コホート研究を基本として，エビデンスを抽出した．既存のガイドラインに引用されている文献は，システマティックレビューが行われているものとして積極的に活用した．

c) エビデンスの評価

「Minds診療ガイドライン作成マニュアル2020」に準拠してエビデンスを批判的に吟味し，そのレベルを「A (強)：効果の推定値に強い確信がある」，「B (中)：効果の推定値に中程度の確信がある」，「C (弱)：効果の推定値に対する確信は限定的である」，「D (とても弱い)：効果の推定値がほとんど確信できない」の4段階で評価した (表1)．

表1　エビデンスレベル

A (強)	効果の推定値に強い確信がある
B (中)	効果の推定値に中程度の確信がある
C (弱)	効果の推定値に対する確信は限定的である
D (とても弱い)	効果の確定値がほとんど確信できない

d) 推奨の決定

評価されたエビデンスに基づいて，CQに対する推奨 (推奨するか，推奨しないか) とそのレベル (強いか，弱いか) を決定した (表2)．推奨の決定は，推奨文案を作成し，ガイドライン作成委員全員で投票を行った．70%以上の合意が得られたものを採択し，合意が得られなかった場合は議論を行ったあとに再投票を行った．

表2　推奨の強さ

1	強く推奨する
2	弱く推奨する (提案する)

4) 本ガイドラインに基づく医療行為の実施，技術的指導者，医療資源について

本ガイドラインは，FNの診断・治療・予防に関する一般的な内容を記載したもので，臨床現場での意思決定を支援するものである．日本臨床腫瘍学会ガイドライン委員会のコンセンサスに基づいて作成し，記述内容については責任を負うが，個々の治療結果についての責任は治療担当医に帰属すべきもので，日本臨床腫瘍学会およびガイドライン委員会は責任を負わない．

また，本ガイドラインの内容は，医療訴訟などの資料となるものではない．

FN の治療・予防は，医師，看護師，薬剤師および患者とその家族が協力して，がん薬物療法や感染症診療に十分な経験を持つ医療者の助言のもとに実施されるべきものである．

本ガイドライン以外に，「G-CSF 適正使用ガイドライン」（編集：日本癌治療学会），「深在性真菌症の診断・治療ガイドライン」（企画：真菌症フォーラム），「感染症治療ガイド」（発行：日本感染症学会/日本化学療法学会），および Infectious Diseases Society of America（IDSA），American Society of Clinical Oncology（ASCO），National Comprehensive Cancer Network（NCCN），European Organisation for Research and Treatment of Cancer（EORTC）など海外のガイドラインを参照することが推奨される．

5）ガイドラインの公表前後の評価について

公表に先立って外部評価委員の査読を得た．また，日本臨床腫瘍学会のホームページ上に公開し，パブリックコメントを募った．その指摘に基づいて内容を一部修正した．公表後も日本臨床腫瘍学会のホームページを通じて常時意見を受け付ける．収集された意見は，改訂の際に参考とする．

6）ガイドラインの改訂について

本ガイドラインは，日本臨床腫瘍学会ガイドライン委員会により，約 5 年を目途に改訂することを予定している．

7）ガイドラインの作成費用について

本ガイドラインの作成は，日本臨床腫瘍学会がすべてその作成資金の提供団体であり，他企業からの資金提供はない．

8）利益相反について

日本臨床腫瘍学会利益相反委員会が求める開示項目に従い，作成グループ委員，システマティックレビューチーム委員，外部評価委員の利益相反について別表に開示した．さらに本ガイドラインは，作成グループ委員を日本血液学会，日本感染症学会，日本がんサポーティブケア学会などの協力によって構成し，外部評価委員としてがん薬物療法に従事する医師のみならず患者団体の代表を加えて意見が偏らないように配慮した．

「発熱性好中球減少症（FN）診療ガイドライン（改訂第3版）」の利益相反事項の開示について

本ガイドラインは，日本医学会が定めた「診療ガイドライン策定参加資格基準ガイダンス（平成29年3月）」に準拠した上で作成された．報告対象とする企業等（以下，報告対象企業等とする）は，医薬品・医療機器メーカー等医療関係企業一般並びに医療関係研究機関等の企業・組織・団体とし，医学研究等に研究資金を提供する活動もしくは医学・医療に関わる活動をしている法人・団体等も含めた．

＜利益相反事項開示項目＞　該当する場合具体的な企業名（団体名）を記載，該当しない場合は”該当なし”と記載する．

■ COI自己申告項目
1. 本務以外に団体の職員，顧問職等の報酬として，年間100万円以上受領している報告対象企業名
2. 株の保有と，その株式から得られた利益として，年間100万円以上受領している報告対象企業名
3. 特許権使用料の報酬として，年間100万円以上受領している報告対象企業名
4. 会議の出席（発表，助言など）に対する講演料や日当として，年間50万円以上受領している報告対象企業名
5. パンフレット，座談会記事等に対する原稿料として，年間50万円以上受領している報告対象企業名
6. 年間100万円以上の研究費（産学共同研究，受諾研究，治験など）を受領している報告対象企業名
7. 年間100万円以上の奨学（奨励）寄附金を受領している，または，寄付講座に属している場合の報告対象企業名
8. 訴訟等に際して顧問料及び謝礼として年間100万円以上受領している報告対象企業名
9. 年間5万円以上の旅行，贈答品などの報告対象企業名

下記に本ガイドラインの作成にあたった委員の利益相反状態を開示します．

＜利益相反状態の開示＞

	氏名（所属機関）	利益相反開示項目				
		開示項目1	開示項目2	開示項目3	開示項目4	開示項目5
		開示項目6	開示項目7	開示項目8	開示項目9	－
作成グループ委員	吉田　稔	該当なし	該当なし	該当なし	該当なし	該当なし
	（帝京大学医学部附属溝口病院）	該当なし	該当なし	該当なし	該当なし	－
	藤田　浩之	該当なし	該当なし	該当なし	該当なし	該当なし
	（済生会横浜市南部病院）	該当なし	該当なし	該当なし	該当なし	－
	矢野　真吾	該当なし	該当なし	該当なし	第一三共	該当なし
	（東京慈恵会医科大学）	大塚製薬	協和発酵キリン，日本イーライリリー	該当なし	該当なし	－
	秋山　暢	該当なし	該当なし	該当なし	該当なし	該当なし
	（さがみひまわりクリニック）	該当なし	該当なし	該当なし	該当なし	－
	岩﨑　博道	該当なし	該当なし	該当なし	該当なし	該当なし
	（福井大学医学部）	該当なし	塩野義製薬	該当なし	該当なし	－
	岡村　卓穂	該当なし	該当なし	該当なし	該当なし	該当なし
	（東海大学医学部）	該当なし	該当なし	該当なし	該当なし	－
	冲中　敬二	該当なし	該当なし	該当なし	南江堂，三井不動産	該当なし
	（国立がん研究センター東病院）	該当なし	該当なし	該当なし	該当なし	－
	木村　俊一	該当なし	該当なし	該当なし	旭化成ファーマ	該当なし
	（自治医科大学附属さいたま医療センター）	該当なし	該当なし	該当なし	該当なし	－
	草場　仁志	該当なし	該当なし	該当なし	該当なし	該当なし
	（国家公務員共済組合浜の町病院）	該当なし	ヤクルト本社	該当なし	該当なし	－
	康　秀男	該当なし	該当なし	該当なし	該当なし	該当なし
	（大阪公立大学大学院医学研究科）	アストラゼネカ，武田薬品工業	該当なし	該当なし	該当なし	－
	髙田　徹	該当なし	該当なし	該当なし	該当なし	該当なし
	（福岡大学病院）	該当なし	該当なし	該当なし	該当なし	－
	髙橋　孝輔	該当なし	該当なし	該当なし	該当なし	該当なし
	（安城更生病院）	該当なし	該当なし	該当なし	該当なし	－
	吉田　功	該当なし	該当なし	該当なし	該当なし	該当なし
	（国立病院機構四国がんセンター）	該当なし	該当なし	該当なし	該当なし	－

	氏名（所属機関）	利益相反開示項目				
		開示項目 1	開示項目 2	開示項目 3	開示項目 4	開示項目 5
		開示項目 6	開示項目 7	開示項目 8	開示項目 9	–
協力委員／システマティックレビューチーム委員	相野田　祐介（国立がん研究センター東病院）	該当なし	該当なし	該当なし	該当なし	該当なし
		該当なし	該当なし	該当なし	該当なし	–
	阿部　将也（岡山大学大学院医歯薬学総合研究科）	該当なし	該当なし	該当なし	該当なし	該当なし
		該当なし	該当なし	該当なし	該当なし	–
	石井　敬人（東京慈恵会医科大学）	該当なし	該当なし	該当なし	該当なし	該当なし
		該当なし	該当なし	該当なし	該当なし	–
	井本　和紀（大阪公立大学大学院医学研究科）	該当なし	該当なし	該当なし	該当なし	該当なし
		該当なし	該当なし	該当なし	該当なし	–
	加藤　英明（横浜市立大学附属病院）	該当なし	該当なし	該当なし	該当なし	該当なし
		キヤノンメディカルシステムズ，村田製作所	該当なし	該当なし	該当なし	–
	酒巻　一平（福井大学医学部）	該当なし	該当なし	該当なし	該当なし	該当なし
		該当なし	該当なし	該当なし	該当なし	–
	鈴木　大介（安城更生病院）	該当なし	該当なし	該当なし	該当なし	該当なし
		該当なし	該当なし	該当なし	該当なし	–
	関谷　紀貴（東京医科歯科大学病院）	該当なし	該当なし	該当なし	該当なし	該当なし
		該当なし	該当なし	該当なし	該当なし	–
	田上　晋（東京慈恵会医科大学）	該当なし	該当なし	該当なし	該当なし	該当なし
		該当なし	該当なし	該当なし	該当なし	–
	玉置　雅治（自治医科大学附属さいたま医療センター）	該当なし	該当なし	該当なし	該当なし	該当なし
		該当なし	該当なし	該当なし	該当なし	–
	寺尾　まやこ（東海大学医学部）	該当なし	該当なし	該当なし	該当なし	該当なし
		該当なし	該当なし	該当なし	該当なし	–
	中村　啓二（九州大学病院）	該当なし	該当なし	該当なし	該当なし	該当なし
		該当なし	該当なし	該当なし	該当なし	–
	二尾　健太（国家公務員共済組合浜の町病院）	該当なし	該当なし	該当なし	該当なし	該当なし
		該当なし	該当なし	該当なし	該当なし	–
	西本　光孝（大阪公立大学大学院医学研究科）	該当なし	該当なし	該当なし	該当なし	該当なし
		アステラス，全薬工業	該当なし	該当なし	該当なし	–
	原田　壮平（東邦大学医学部）	該当なし	該当なし	該当なし	該当なし	該当なし
		該当なし	該当なし	該当なし	該当なし	–
	松田　健佑（東京大学医学部附属病院）	該当なし	該当なし	該当なし	該当なし	該当なし
		該当なし	該当なし	該当なし	該当なし	–
	森　信好（聖路加国際病院）	該当なし	該当なし	該当なし	該当なし	該当なし
		該当なし	該当なし	該当なし	該当なし	–
	山田　康一（大阪公立大学大学院医学研究科）	該当なし	該当なし	該当なし	該当なし	該当なし
		該当なし	該当なし	該当なし	該当なし	–
外部評価委員	相羽　惠介（戸田中央総合病院）	該当なし	該当なし	該当なし	該当なし	該当なし
		該当なし	該当なし	該当なし	該当なし	–
	天野　慎介（全国がん患者団体連合会）	該当なし	該当なし	該当なし	該当なし	該当なし
		該当なし	該当なし	該当なし	該当なし	–
	田村　和夫（特定非営利活動法人臨床血液・腫瘍研究会）	該当なし	該当なし	該当なし	エーザイ，小野薬品工業，ACメディカル	該当なし
		該当なし	該当なし	該当なし	該当なし	–

（敬称略）

※ガイドライン発行から過去3年分の利益相反関連事項を開示しています．

※合併に伴う社名変更等もありますが，企業等との経済的関係が発生した時期において記載しています．

日本臨床腫瘍学会　利益相反管理委員会

『発熱性好中球減少症（FN）診療ガイドライン改訂第2版』の遵守に関するアンケート調査

発熱性好中球減少症（FN）診療ガイドライン（GL）は，2012年に日本臨床腫瘍学会から初版が発刊され，2017年その改訂第2版が出版された．その遵守状況を把握するため2020年に日本がんサポーティブケア学会FN部会ならびに厚生労働省科学研究「がん診療連携拠点病院等の施設間の支持療法の均てん化の実現に資する研究」（全田班）が主導してアンケート調査を行い，結果を2報に分けてSupportive Care in Cancer誌に発表した．以下にその概要を示す．

アンケート調査の方法：

日本がんサポーティブケア学会FN部会においてGLの認知・利用状況とクリニカルクエスチョン（CQ）に対する推奨の遵守に関する質問を作成し，全田班を通じて日本臨床腫瘍学会，日本がんサポーティブケア学会，日本血液学会，日本乳癌学会の会員に学会経由で調査への参加を呼びかけ，サーベイ・モンキーを用いて回答を収集した．GLの推奨に関する質問については，20あるCQのうちCQ14〜16を除く17CQの実施状況を尋ねた．ただし，血液培養の採取に関するCQ2は外来と入院に分けて実施状況を尋ね，経口抗菌薬の予防内服に関するCQ12は好中球減少が軽度と予想される患者への実施状況，G-CSFの一次予防に関するCQ13はFN発症頻度20%以上のハイリスクレジメン群と10〜20%の中等度リスクレジメン群，10%未満の低リスクレジメン群（CQ13推奨文には記載なし）に分けて実施状況を尋ねたため，アンケートの項目数は合計20問となった．回答の選択肢は，「いつも行っている」，「半数以上の患者で行っている」，「半数未満の患者で行っている」，「全く行っていない」の四肢一択とし，行わない理由を自由記載欄に記入するように誘導した．ただし，実施しないことを推奨しているCQについては，行う理由を記載するように誘導した．

結果の概要：

800件の回答が得られた．回答者の約8割は，大学病院やがん診療連携拠点病院の医師で，35〜64歳の医師が全体の9割を占めていた．また，男性622名（77.8%），内科系医師434名（54.2%）（うち，血液内科医118名（14.7%）），外科系医師366名（45.8%）（うち，乳腺外科医287名（35.9%））であった．

86.7%の回答者は，「GLを知っており，利用している」と回答した．「知っているが利用していない」が9.1%，「知らない」が4.2%であった．利用しない主な理由は，FN患者に遭遇しないからであった．GLを知らない，知っているが参考にしないと回答した回答者の割合は，対立する属性との比較において，男性，50歳以上，日本臨床腫瘍学会非会員，日本癌治療学会非会員，がん薬物療法専門医資格のない医師で有意に高かった（Fisher直接確率検定，片側$p<0.05$）．二項ロジスティック回帰分析では，女性および日本癌治療学会会員でGL使用者の割合が高った．

GLの推奨に関する質問については，FNの患者を診療しない医師を除いた788件を解析対象とした．GLの推奨について，「いつも行っている」，あるいは，行わないことを推奨するCQについては「全く行っていない」と回答した場合を完全遵守,「半数以上の患者で行っている」,あるいは,行わないことを推奨するCQについては「半数未満の患者で行っている」と回答した場合を部分遵守とした.GLを利用している回答者における完全遵守の項目数の平均は8.9項目（44.5%）,完全遵守と部分遵守を合わせた項目数の平均は15.5項目（77.5%）であった.重回帰分析では,女性,日本臨床腫瘍学会会員,がん薬物療法専門医で遵守率が高いことが示された.各CQの推奨文とその遵守率を表1に示す.以下,遵守率が低く,FNのマネジメントの質に関わる2つの項目について考察する.

CQ1に関して「MASCCスコアによるリスク評価を行っているか？」に対する完全＋部分遵守率は47.7%と低かった.実施しない理由としては,入院治療を行う高リスク患者をもっぱら診ている,低リスクの患者をもっぱら診ている,FNを経験しない,MASCCスコアでのリスク評価は複雑で面倒である,評価項目に具体的でない項目が含まれている,などであった.一方,CQ5,CQ6に関して,「重症化リスクが低いFN患者に対して,経口抗菌薬による治療を行っているか？」,「重症化リスクが低いFN患者に対して,外来治療を行っているか？」に対する完全＋部分遵守率は,それぞれ77.2%,77.0%と高かった.このことから,一部の患者は,FNの重症化リスクの評価を行わずに低リスクと判断され,外来で経口抗菌薬による治療が行われていることが示唆された.MASCCスコアにより低リスクと判定されても約10%の患者は死亡を含む重大な合併症を発症し,入院を余儀なくされる.FNを外来で治療する際は,外来治療が可能かどうかのリスク評価を行うとともに,患者やその家族から同意やどのようなときに受診が必要かなどを詳細に説明することが必要となる.

CQ9「FNを発症した患者に対して,G-CSF投与は推奨されるか？」に関しては,GLには「G-CSFの治療的投与は推奨されない」と記載されている.完全＋部分遵守率,すなわち,治療的G-CSF投与を「全く行っていない」および「半数未満の患者で行っている」と回答した医師の割合は35.4%であった.推奨文の但し書きとして,「重症化する可能性が高い場合には,G-CSFの使用を考慮する」と記載されているため,投与するかしないかは主治医の判断に委ねられ,重症化を恐れた多くの医師が治療的投与を行っていることが明らかとなった.但し書きを考慮すれば,治療的G-CSFの投与は推奨を遵守していないとまではいえない.しかし,CQ13「がん薬物療法を行う場合,どのような患者にG-CSF一次予防は推奨されるか？」に関してFN発症頻度20%以上のがん薬物療法におけるG-CSFの一次予防に対する完全遵守率は32.8%,完全＋部分遵守率は78.2%であり,FN発症頻度10～20%のがん薬物療法における高リスク患者へのG-CSFの一次予防に対するそれは14.6%,58.5%と低率であった.両者において実施しない理由のひとつとして,入院患者にPEG化G-CSF製剤を使用すると不採算になることが指摘された.また,1コース目の好中球の推移をみて必要であれば,あるいは,FNを発症したら次のコースからG-CSFの予防投与を行うとのコメントがあった.本来,予防的に投与すべき患者に投与されなかった結果としてFNを発症し,治療的にG-CSFが使用された可能性があると推測された.FNは,死亡を含む重篤な結果をもたらすのみならず,抗がん薬投与スケジュールの遅延や投与量の減量といった予後に悪影響をもたらす合併症であり,一次予防の重要性を改めて認識する必要がある.

回答者の専門分野によっても遵守率のパターンに特徴が認められた.内科系と外科系の比較では,外科系医師はCQ2,CQ3（血液培養の実施）の遵守率が低く,内科系医師はCQ13（FN発症リスク中等度の患者へのG-CSFの一次予防）の遵守率が低かった.血液内科と腫瘍内科（血液内科以外の内科系医師）の比較では,血液内科医はCQ1（MASCCスコアによるリスク評価）の

表１　発熱性好中球減少症（FN）診療ガイドライン改訂第２版　CQ ならびに推奨文と遵守率

	CQ	推奨文	推奨度	エビデンスレベル	完全遵守率（%）	完全＋部分遵守率（%）
1	FN が重症化するリスク評価として，MASCC スコアは有用か？	MASCC スコアは，FN をきたした成人がん患者のなかで，FN が重症化するリスクの低い（低リスク）患者の選択に有用である．ただし，MASCC スコアの低リスク患者でも約 10%に重症化するリスクがあることに注意が必要である．	2	B	16.5	47.7
2	血液培養を行う場合，異なる部位から２セット以上（好気性培養，嫌気性培養各１本を１セットとする）採血することは推奨されるか？	血液培養を行う場合，異なる部位から２セット以上（好気性培養，嫌気性培養各１本を１セットとする）採血することは推奨される．	1	B	外来：53.5 入院：67.9	外来：71.4 入院：85.9
3	中心静脈カテーテル（CVC）を挿入した患者が FN を起こした場合，CVC と末梢静脈穿刺（PV）からの血液培養は推奨されるか？	CVC を挿入した患者が FN を起こした場合，CVC と PV から各１セットの血液培養を推奨する．ただし，血栓症や感染症が発生しないようルート管理に十分留意する．	2	C	48.5	74.4
4	重症化するリスクが高い FN 患者に対して，β-ラクタム薬の単剤治療は推奨されるか？	FN に対する初期治療として抗緑膿菌作用を有するβ-ラクタム薬の単剤治療が推奨される．	1	A	49.2	81.3
5	重症化するリスクが低い FN 患者に対して，経口抗菌薬による治療は可能か？	重症化するリスクが低いと評価した FN 患者に対して，経口抗菌薬による治療は可能である．	2	B	39.7	77.2
6	重症化するリスクが低い FN 患者に対して，外来治療は可能か？	FN 時にただちに重症化のリスク評価を行い，低リスクの FN 患者であれば，外来治療が可能である．	2	B	37.8	77.0
7	初期治療で解熱したが好中球減少が持続する場合，抗菌薬の変更・中止は可能か？	入院中で経過観察が可能であれば，経口薬への変更もしくは中止が可能である．外来診療においても若年者に限り，緊急時に受診が可能な状況であれば経口薬への変更もしくは中止を検討してもよい．	2	D	22.1	69.1
8	初期治療開始後３～４日経過しても FN が持続する場合，全身状態が良好であれば，同一抗菌薬の継続が可能か？	抗菌薬開始後３～４日の時点で，発熱以外に所見がなく，全身状態が良好であれば，初期治療薬を継続してもよい．	2	B	17.9	66.9
9	FN を発症した患者に対して，G-CSF 投与は推奨されるか？	FN を発症した患者に対して，G-CSF の治療的投与は推奨されない．重症化する可能性が高い場合には，G-CSF の使用を考慮する．	2	B	7.0	35.4
10	重症化するリスクが高い FN 患者に対して，ガンマグロブリン製剤の投与は推奨されるか？	ガンマグロブリン製剤の投与により生命予後が改善するという根拠はなく，投与は推奨されない．	2	C	72.7	94.3
11	CVC を挿入した患者が FN を起こした場合，カテーテルの抜去は推奨されるか？	血栓性静脈炎，感染性心内膜炎，もしくは血液培養にて黄色ブドウ球菌，緑膿菌，バチラス属，カンジダなどの真菌が検出された場合には，速やかな CVC 抜去が推奨される．	1	B	59.4	92.3
12	がん薬物療法を行う場合，どのような患者に抗菌薬の予防投与が推奨されるか？	高度な好中球減少が長期間続く（好中球数 100/μL 未満が７日を超えて続く）と予想される患者ではフルオロキノロンの予防投与が推奨される．	1	B	ND	ND
		好中球減少が軽度（好中球減少期間が７日未満）と予想される患者ではルーチンの抗菌薬予防投与は推奨されない．	1	C	68.4	91.5
13	がん薬物療法を行う場合，どのような患者に G-CSF 一次予防は推奨されるか？	FN の発症を予防する目的で，以下の患者に対して G-CSF 一次予防が推奨される． • FN の発症頻度が 20%以上のがん薬物療法を行う患者 • FN の発症頻度が 10～20%のがん薬物療法を行う FN リスクを有する患者 • FN の発症頻度が 10%未満の場合には一次予防を推奨しない（解説のみ）	1 2 －	A C －	32.8 14.6 77.8	78.2 58.5 96.6
14	がん薬物療法を行う場合，どのような患者に抗真菌薬の予防投与は推奨されるか？	高度な好中球減少（好中球 100/μL 未満が７日を超えて続くこと）が予測される患者に限り抗真菌薬の予防投与は推奨される．	1	B	ND	ND

遵守率が極端に低く，腫瘍内科医は CQ13（FN 発症リスク中等度の患者への G-CSF 予防投与）の遵守率が低かった．乳腺外科医とその他の外科系医師との比較では，乳腺外科医は CQ2，CQ3（血液培養の実施）の遵守率が低く，その他の外科系医師は CQ13（FN 発症リスク高・中等度の患者への G-CSF の一次予防）の遵守率が低かった．それぞれの専門領域の特性もあり，低い遵守率をただちに問題視することはできない．特に，血液内科医で CQ1 の遵守率が低いのは急性白

表 1　つづき

	CQ	推奨文	推奨度	エビデンスレベル	完全遵守率（%）	完全＋部分遵守率（%）
15	がん薬物療法を行う場合，どのような患者にニューモシスチス肺炎（PCP）に対する予防投与は推奨されるか？	PCP を予防する目的で，以下の患者に対して予防投与が推奨される． • 同種造血幹細胞移植を受ける患者 • 急性リンパ性白血病の患者 • 成人 T 細胞性白血病の患者 • リツキシマブ併用薬物療法を受ける患者 • プリンアナログなど T 細胞を減少させる薬剤の治療を受ける患者 • 副腎皮質ステロイド（プレドニゾロン換算で 20mg を 4 週間以上）を投与される患者 • 放射線治療とテモゾロミドの併用療法を受ける患者	 1 1 1 2 1 1 1	 A B C B C C C	ND	ND
16	がん薬物療法を行う場合（同種造血幹細胞移植は除く），どのような患者に抗ヘルペスウイルス薬の予防投与は推奨されるか？	単純ヘルペスウイルスの再活性化を予防する目的で，以下の患者に対して抗ヘルペスウイルス薬の予防投与が推奨される． • 自家造血幹細胞移植を受ける患者	2	B	ND	ND
		水痘・帯状疱疹ウイルスの再活性化を予防する目的で，以下の患者に対して抗ヘルペスウイルス薬の予防投与が推奨される． • 自家造血幹細胞移植を受ける患者 • プロテアソーム阻害薬の投与を受ける患者	 2 1	 C B		
17	がん薬物療法を行う場合，B 型肝炎のスクリーニングは行うべきか？	がん薬物療法を行う場合，全例で B 型肝炎のスクリーニングを行うことを推奨する． ①治療前に全例で HBs 抗原を測定する． ② HBs 抗原陰性の場合は，HBc 抗体，HBs 抗体を測定する． ③ HBc 抗体または HBs 抗体陽性の場合は，HBV-DNA を測定する．	1	B	92.7	98.7
18	がん薬物療法を行う場合，結核のスクリーニングは行うべきか？	がん薬物療法を行う場合，胸部 X 線写真と，過去の結核治療歴や最近の結核患者との接触歴についての問診により結核のスクリーニングを行うことが推奨される．	1	C	46.4	76.0
19	がん薬物療法を受けている患者にインフルエンザワクチン接種は推奨されるか？	インフルエンザワクチンの接種はがん薬物療法を受けている患者に勧められる．	1	B	29.2	82.2
20	がん薬物療法を受けている患者に肺炎球菌ワクチン接種は推奨されるか？	定期接種の対象となる 2 ヵ月以上 6 歳未満の小児への 13 価肺炎球菌結合型ワクチンおよび 65 歳以上の高齢者への 23 価肺炎球菌莢膜多糖体ワクチンの接種は推奨される．	2	D	16.8	61.0

血病など入院治療を行う患者が多いことに由来すると考えられる．GL 作成にあたっては，各専門領域の特性を考慮に入れる必要があると考えられた．

GL を利用している医師としていない医師との遵守率の差についての検討では，8 項目で完全＋部分遵守率に有意差が認められなかった．このような項目は，治療的 G-CSF（CQ9）のように遵守が困難あるいは医療慣行に反するような推奨，HBV のスクリーニング（CQ17）のように実施するのが当然あるいは重症化するリスクが高い FN 患者へのガンマグロブリン投与のようにわが国では重症感染症に保険適用があるが，効果が不確実な推奨，発熱が続いているが状態が安定している患者における初期治療の継続（CQ8）のように実施するかしないか主治医の裁量で決められるようなあいまいな推奨の 3 種類に類型された．GL 作成にあたっては，この 3 類型を意識し，専門領域の特性や医療慣行を考慮しつつ，可能な限り客観的な判断基準を提示する必要があると考えられる．

結語：

がん診療に携わる医師の約 9 割がガイドラインを使用し，全体の遵守率は約 8 割であり，概ね GL に沿った FN のマネジメントがなされていると考えられる．項目別の遵守率はばらつきが大きく，完全遵守率 30％未満の項目が７つあったが，低遵守率の原因に不採算性などの阻害要因や専門領域の特性に基づく場合があることが明らかとなった.

文献

1）Akiyama N, Okamura T, Yoshida M, et al. A questionnaire survey on evaluation for penetration and compliance of the Japanese Guideline on Febrile Neutropenia among hematology-oncology physicians and surgeons. Support Care Cancer 2021; **29**: 6831-6839
2）Akiyama N, Okamura T, Yoshida M, et al. Difference of compliance rates for the recommendations in Japanese Guideline on Febrile Neutropenia according to respondents' attributes: the second report on a questionnaire survey among hematology-oncology physicians and surgeons. Support Care Cancer 2022; **30**: 4327-4336

アルゴリズム

FN 患者に対する初期治療（経験的治療）

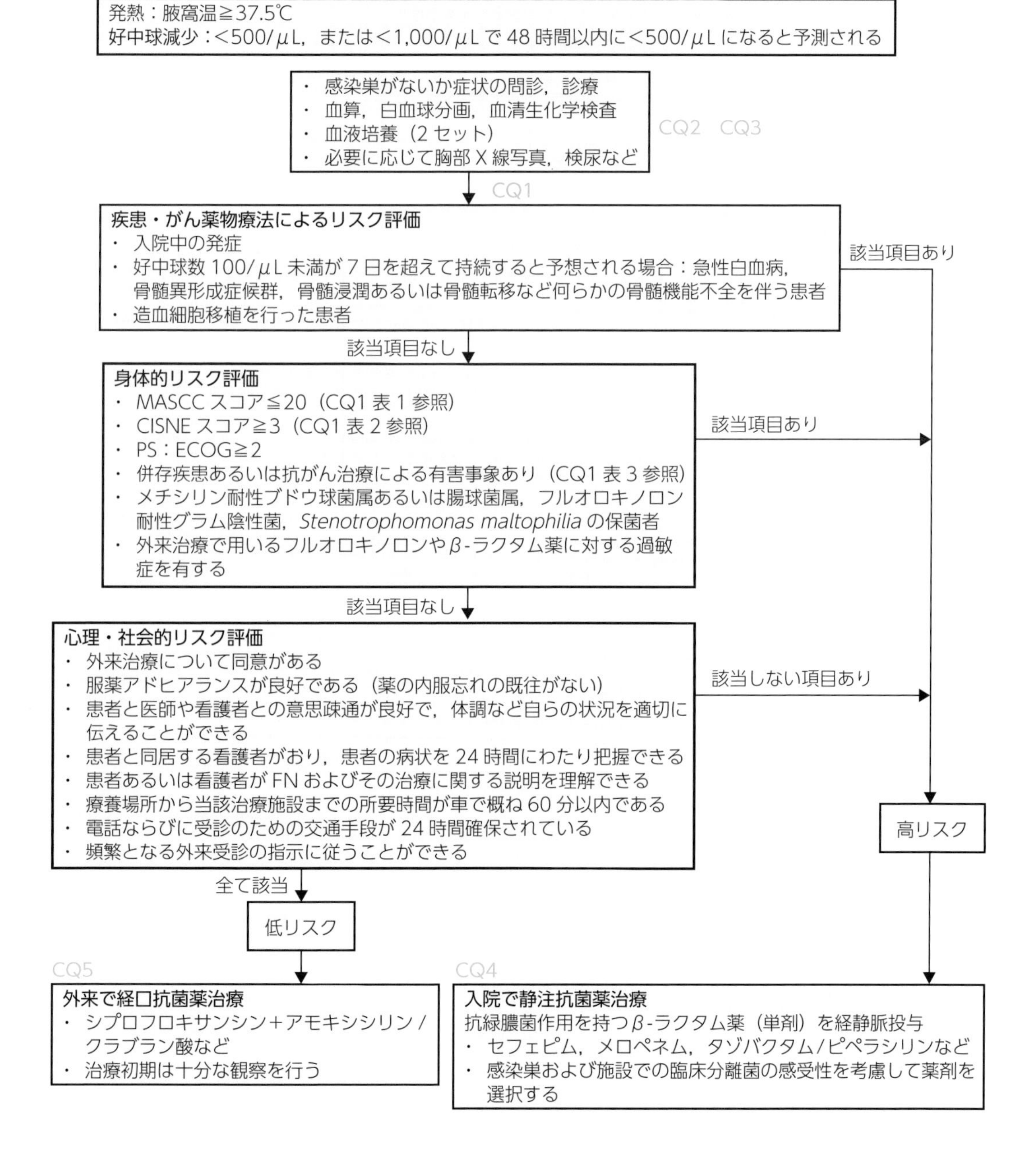

FN 患者に対する経験的治療開始 3〜4 日後の再評価

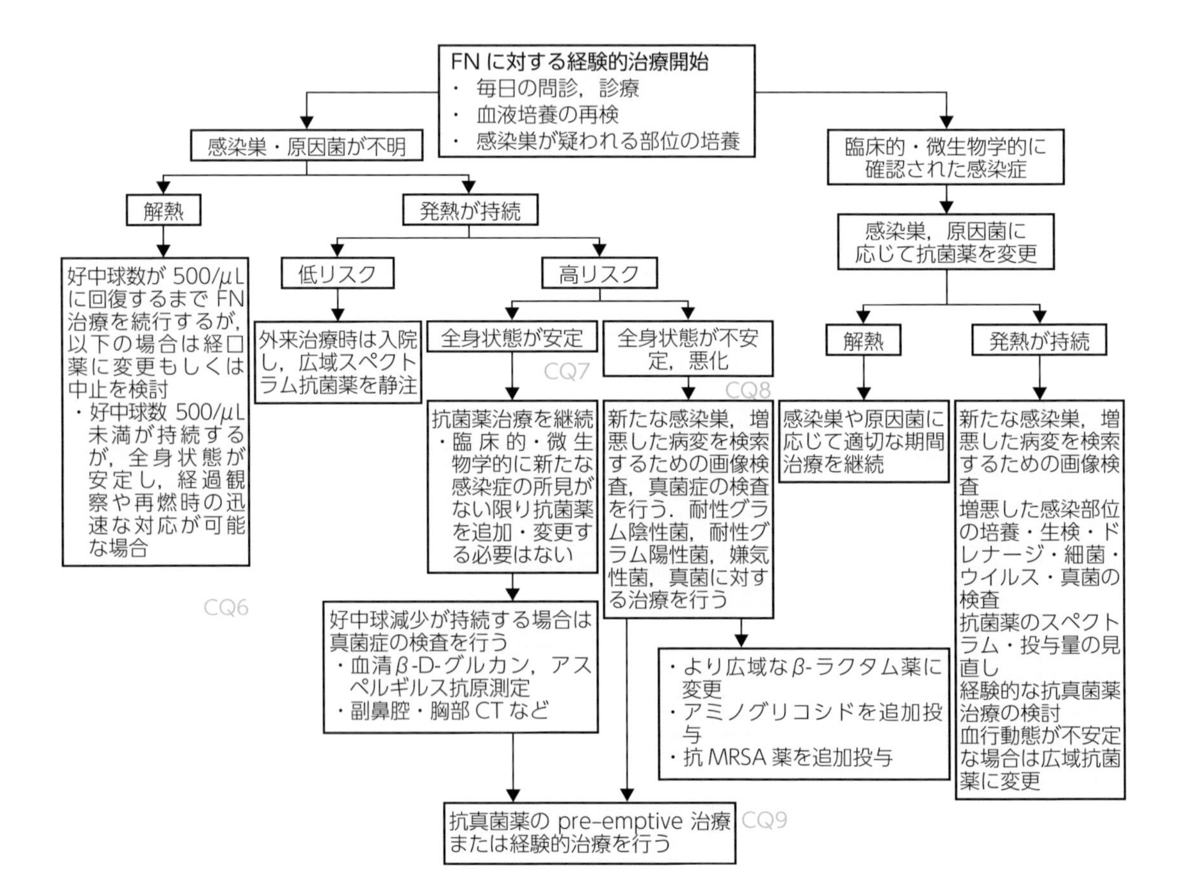

がん薬物療法での G-CSF 一次予防

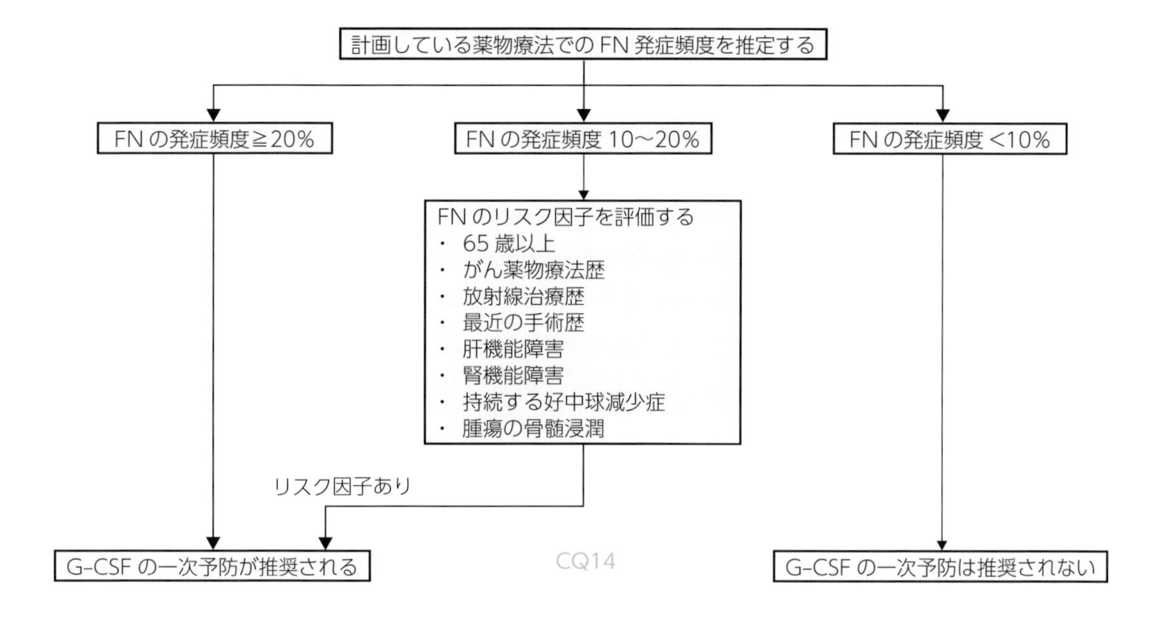

目　次

略語一覧

ACIP	Advisory Committee on Immunization Practices	
ACV	aciclovir	アシクロビル
AML	acute myeloid leukemia	急性骨髄性白血病
AMR	antimicrobial resistance	薬剤耐性
ARDS	acute respiratory distress syndrome	急性呼吸窮迫症候群
ASCO	American Society of Clinical Oncology	米国臨床腫瘍学会
BSI	bloodstream infection	血流感染症
CCr	creatinine clearance	クレアチニンクリアランス
CI	confidence interval	信頼区間
CISNE	Clinical Index of Stable Febrile Neutropenia	
CMV	cytomegalovirus	サイトメガロウイルス
CNS	coagulase-negative staphylococci	コアグラーゼ陰性ブドウ球菌
CQ	Clinical Question	クリニカルクエスチョン
CRBSI	catheter-related bloodstream infection	カテーテル関連血流感染症
CRE	carbapenem-resistant *Enterobacterales*	カルバペネム耐性腸内細菌目細菌
CRP	C-reactive protein	C 反応性蛋白
CVC	central venous catheter	中心静脈カテーテル
DET	D-index-guided early antifungal therapy	D-INDEX ガイド下早期真菌治療
DTP	differential time to positivity	
ECIL	European Conference on Infections in Leukaemia	
EORTC	European Organisation for Research and Treatment of Cancer	
ESBL	extended-spectrum β-lactamase	基質特異性拡張型β-ラクタマーゼ
ESCMID	European Society of Clinical Microbiology and Infectious Diseases	
ESMO	European Soceity for Medical Oncology	欧州臨床腫瘍学会
ET	empiric therapy	経験的治療
FLCZ	fluconazole	フルコナゾール
FN	febrile neutropenia	発熱性好中球減少症
FUO	fever of unknown origin	不明熱
G-CSF	granulocyte colony-stimulating factor	顆粒球コロニー刺激因子
GM	galactomannan	ガラクトマンナン
GM-CSF	granulocyte-macrophage colony-stimulating factor	顆粒球マクロファージコロニー刺激因子
GMTs	geometric mean titres	幾何平均力価
GNB	Gram-negative bacteria	グラム陰性菌
GNR	Gram-negative rods	グラム陰性桿菌
GPC	Gram-positive cocci	グラム陽性球菌
GVHD	graft-versus-host disease	移植片対宿主病
HBV	hepatitis B virus	B 型肝炎ウイルス
HHV	human herpesvirus	ヒトヘルペスウイルス
HIV	human immunodeficiency virus	ヒト免疫不全ウイルス
HR	hazard ratio	ハザード比
HSV	herpes simplex virus	単純ヘルペスウイルス
IA	invasive aspergillosis	侵襲性アスペルギルス症

ICI	immune checkpoint inhibitor	免疫チェックポイント阻害薬
IDSA	Infectious Diseases Society of America	米国感染症学会
IFI	invasive fungal infection	深在性真菌症
IGRA	Interferon-Gamma Release Assay	インターフェロンγ遊離試験
IMWG	International Myeloma Working Group	国際骨髄腫ワーキンググループ
INH	isoniazid	イソニアジド
IPA	invasive pulmonary aspergillosis	侵襲性肺アスペルギルス症
IPD	invasive pneumococcal disease	侵襲性肺炎球菌感染症
JAK	Janus Kinase	ヤヌスキナーゼ
JALSG	Japan Adult Leukemia Study Group	
JANIS	Japan Nosocomial Infections Surveillance Ministry of Health, Labour and Welfare	厚生労働省院内感染対策サーベイランス事業
LCBI	laboratory-confirmed bloodstream infection	
LTBI	latent tuberculosis infection	潜在性結核感染症
MASCC	Multinational Association for Supportive Care in Cancer	
MBI-LCBI	mucosal barrier injury laboratory-confirmed bloodstream infection	
MCFG	micafungin	ミカファンギン
MDR-GNR	multidrug-resistant Gram negative rods	多剤耐性グラム陰性桿菌
MDRA	multidrug-resistant *Acinetobacter* sp.	多剤耐性アシネトバクター
MDRP	multidrug-resistant *Pseudomonas aeruginosa*	多剤耐性緑膿菌
MDS	myelodysplastic syndrome	骨髄異形成症候群
MRSA	methicillin-resistant *Staphylococcus aureus*	メチシリン耐性黄色ブドウ球菌
MSS	multi-sampling strategy	
mTOR	mammalian target of rapamycin	
NCCN	National Comprehensive Cancer Network	
NHSN	National Healthcare Safety Network	
OR	odds ratio	オッズ比
PCRA	pre-construction risk assessment	建築前リスク評価
PCT	procalcitonin	プロカルシトニン
PCV	pneumococcal conjugate vaccine	肺炎球菌結合型ワクチン
PET	pre-emptive therapy	先制攻撃的治療
PJP	*Pneumocystis jirovecii* pneumonia	ニューモシスチス肺炎
PPSV	pneumococcal capsular poly-saccharide vaccine	肺炎球菌莢膜多糖体ワクチン
PS	performance status	
PSCZ	posaconazole	ポサコナゾール
PV	peripheral venipuncture	末梢静脈穿刺
RCT	randomized controlled trial	ランダム化比較試験
RFP	rifampicin	リファンピシン
RR	risk ratio	リスク比
SSS	single-sampling strategy	
VACV	valacyclovir	バラシクロビル
VRCZ	voriconazole	ボリコナゾール
VRE	vancomycin-resistant enterococci	バンコマイシン耐性腸球菌
VZV	varicella zoster virus	水痘・帯状疱疹ウイルス

1. FNが起こった場合の評価

解説 1：FN の定義

好中球数が 500/μL 未満，あるいは 1,000/μL 未満で 48 時間以内に 500/μL 未満に減少すると予測される状態で，腋窩温 37.5℃以上（口腔内温 38℃以上）の発熱を生じた場合を FN と定義する．

がん薬物療法を行う際に最も問題となる用量規定因子は骨髄抑制で，特に好中球数が減少すると発熱する危険性が高く，急速に重症化して死亡することがある．しかし，好中球減少の頻度が高く重篤な急性白血病のがん薬物療法においても発熱時に感染巣や原因微生物を同定できる確率は 20〜30%で，多くの発熱の原因は不明であるが，発熱後ただちに広域抗菌薬を投与すると症状が改善し，致死率が下がることが経験的に知られている．従来これらは「敗血症の疑い」や「原因不明熱」などと呼ばれていたが，「発熱性好中球減少症（febrile neutropenia：FN）」という病名が提唱され[1]，1990 年に米国感染症学会（Infectious Diseases Society of America：IDSA）を中心に FN の臨床管理に関するガイドラインが作成され[2]，1997 年に改訂された[3]．これを受けて日本でも 1998 年に FN ガイドラインが作成された[4]．

IDSA では発熱を「1 回の口腔内温 38.3℃以上または口腔内温 38℃が 1 時間以上持続する状態」と定義している[2,3,5]．深部体温の指標として口腔内温もしくは直腸温が適しているが，直腸温は測定時に肛門・直腸を傷つけ感染源となる危険性があり好中球減少時は望ましくないため，IDSA では口腔内温の測定を推奨している．一方，日本では口腔内温を測定することはまれで，腋窩温が一般的に用いられている．腋窩温は口腔内温や直腸温と必ずしも相関せず深部体温の指標として信頼性はやや劣る[6]．また，腋窩温は口腔内温に比べて 0.5℃前後低い[7,8]ため，日本では「1 回の腋窩温 37.5℃以上（口腔内温 38℃以上）」が発熱と定義された[4]．

好中球減少の定義は，当初は「好中球数 1,000/μL 未満」であったが[2,4]，2010 年に発表された IDSA のガイドラインでは「好中球数 500/μL 未満，あるいは 48 時間以内に 500/μL 未満に減少すると予測される状態」とされた[5]．日本でも 2012 年の日本臨床腫瘍学会のガイドラインでこれを採用し，2017 年の改訂を経てこの定義は定着した．

ただし，好中球数や発熱の基準は厳密なものではない．血液疾患では好中球機能に異常があり，好中球数は保たれていても易感染性のことがある．がん薬物療法や放射線治療により口腔や消化管の粘膜障害をきたすと，菌血症を起こす危険性が高くなる．腫瘍による気道，消化管，胆管，尿路の閉塞も感染症の発症リスクとなる．また，体温には個人差があり，同一患者でも日内変動や女性では月経周期による変動がみられる[6]．また，敗血症ショックなどでは時に低体温の場合もありうる[9]．FN の定義は抗菌薬の経験的（エンピリック）治療を行うべきがん患者を選別する目安であり，好中球数や体温の定義を満たさない場合でも，個々の患者の状態や背景を考慮して経験的抗菌薬治療の適応を判断する．

文献

1）Klastersky J. Febrile neutropenia. Curr Opin Oncol 1993; **5**: 625-632

2）Hughes WT, Armstrong D, Bodey GP, et al; From the Infectious Diseases Society of America. Guidelines for the use of antimicrobial agents in neutropenic patients with unexplained fever. J Infect Dis 1990; **161**: 381-396

3）Hughes WT, Armstrong D, Bodey GP, et al. 1997 guidelines for the use of antimicrobial agents in neutropenic patients with unexplained fever. Clin Infect Dis 1997; **25**: 551-573

4) Masaoka T. Evidence-based recommendations on antimicrobial use in febrile neutropenia in Japan. Int J Hematol 1998; **68**: S5-S6

5) Freifeld AG, Bow EJ, Sepkowitz KA, et al. Clinical practice guideline for the use of antimicrobial agents in neutropenic patients with cancer: 2010 update by the infectious diseases society of America. Clin Infect Dis 2011; **52**: e56-e93

6) Kelly G. Body temperature variability (Part 1): a review of the history of body temperature and its variability due to site selection, biological rhythms, fitness, and aging. Altern Med Rev 2006; **11**: 278-293

7) Falzon A, Grech V, Caruana B, et al. How reliable is axillary temperature measurement? Acta Paediatr 2003; **92**: 309-313

8) Singh V, Sharma A, Khandelwal R, et al. Variation of axillary temperature and its correlation with oral temperature. J Assoc Physicians India 2000; **48**: 898-900

9) Dellinger RP, Levy MM, Rhodes A, et al. Surviving sepsis campaign: international guidelines for management of severe sepsis and septic shock, 2012. Crit Care Med 2013; **41**: 580-637

解説 2：FN 発症のリスク因子

固形腫瘍や一部の造血器腫瘍に対するがん薬物療法は，外来治療が主流となり仕事と治療の両立支援事業の取り組みが拡充している．一方，がん薬物療法を安全に行うには，緊急時の対応を多種職種が協同で実施できる体制を整えておく必要があり，特に急性期副作用への対処が重要である．最も問題となる副作用のひとつがFNで，速やかに適切な抗菌薬治療を開始しないと重症化して死にいたる．また，FN はがん薬物療法の治療間隔の延長や抗がん薬の減量による薬物の dose-intensity の低下をきたし，がん治療の効果を減弱してしまう可能性がある．FN 発症のリスク因子として，原疾患，治療レジメン，患者リスク因子，治療の目的（curative vs. palliative）があげられている[1~3]．European Organization for Research and Treatment of Cancer（EORTC）は G-CSF 製剤の非投与を FN 発症のリスクとしている[3]．固形腫瘍（乳がん，肺がん，大腸がん，卵巣がん）または悪性リンパ腫のがん薬物療法後の FN 発症率は，初回サイクルが最も高く 6.4％である[4]．転移のある進行がんでは FN の発症率が高くなり，初回サイクルの発症率は 23～36％であった[5]．がん薬物療法の治療開始前はその都度 FN 発症リスクの評価を行い，高リスクの患者には対策を講じる必要ある．特に初回サイクルは FN 発症頻度が高いため，慎重に対処する．

American Society of Clinical Oncology（ASCO）[2]，National Comprehensive Cancer Network（NCCN）[1]，EORTC[3] が提唱している患者のリスク因子を表 1 に示す．年齢が 65 歳以上，PS（performance status）の低下，肝機能障害または腎機能障害，HIV 感染，好中球減少，進行がんまたは骨髄浸潤，がん薬物療法の治療歴，FN 発症歴，放射線治療歴，最近の手術歴または開放創は，FN 発症の高リスクとなる．ASCO と NCCN は，FN の発症頻度が 20％以上のがん薬物

表 1　FN 発症の患者リスク因子

	ASCO [2]	NCCN [1]	EORTC [3]
年齢	• 65 歳以上	• full dose のがん薬物療法を受ける患者（65 歳以上）	• 65 歳以上
全身状態	• PS 低下 • 低栄養状態 • HIV 感染	• PS 低下 • HIV 感染	
臓器障害	• 腎機能障害 • 肝機能障害（ビリルビンの増加） • 心血管疾患 • 好中球減少 • 複数の合併症 • 感染症	• 好中球減少 • 肝機能障害（ビリルビン> 2.0） • 腎機能障害（CCr < 50）	
疾患の状態	• 進行がん • 骨髄浸潤	• 骨髄浸潤	• 進行がん
治療歴	• がん薬物療法治療歴 • 放射線治療歴 • 最近の手術歴または開放創あり	• がん薬物療法治療歴 • 放射線治療歴 • 最近の手術歴または開放創あり	• FN の既往歴

療法を行う場合は，G-CSF（granulocyte colony-stimulating factor）の一次予防投与を推奨している．特にリツキシマブなどの抗体薬を併用するレジメンでは，FN 発症のリスクが高くなる[1]．FN の発症頻度が 10〜20％のがん薬物療法を行う場合は，リスク因子を有する患者に対して G-CSF の一次予防投与が推奨される．FN の発症頻度が低いがん薬物療法を行うときは，G-CSF の一次予防投与は推奨されない．しかし，骨髄機能が低下している患者や合併症を有する患者は，FN の発症頻度が低いがん薬物療法でも FN を発症する可能性があることは留意する必要ある．

文献

1）NCCN Clinical Practice Guidelines in Oncology: Version 2.2024 Hematopoietic Growth Factors

2）Smith TJ, Bohlke K, Lyman GH, et al. Recommendations for the Use of WBC Growth Factors: American Society of Clinical Oncology Clinical Practice Guideline Update. J Clin Oncol 2012; **33**: 3199-3212

3）Apro MS, Bohlius J, Cameron DA, et al. 2010 update of EORTC guidelines for the use of granulocyte-colony stimulating factor to reduce the incidence of chemotherapy-induced febrile neutropenia in adult patients with lymphoproliferative disorders and solid tumours. Eur J Cancer 2011; **47**: 8-32

4）Culakova E, Thota R, Poniewierski MS, et al. Patterns of chemotherapy-associated toxicity and supportive care in US oncology practice: a nationwide prospective cohort study. Cancer Med 2014; **3**: 434-444

5）Weycker D, Li X, Edelsberg J, et al. Risk and consequences of chemotherapy-induced febrile neutropenia in patients with metastatic solid tumors. J Oncol Pract 2015; **11**: 47-54

解説 3：FN の原因微生物

FN は特定の臓器の感染症ではなく，好中球減少者に何らかの感染症が合併した状態のことである．好中球数の絶対的な減少を背景として粘膜面の常在菌のトランスロケーションにより全身感染症へと移行する．起因菌の侵入門戸は不明な場合が多く，好中球減少患者の血流感染症は無治療では死亡率が非常に高いとされ，診断と治療が進歩した現代においても迅速な診断と治療が必要な病態である[1]．FN の発症頻度が最も高いとされる急性骨髄性白血病患者における検討では，敗血症や肺炎などの起因菌確定診断例（microbiologically documented infection）は 10～20％にとどまり，胸部 X 線写真や CT などで診断される肺炎などの臨床診断例（clinically documented infection）も 20～30％で，それ以外は起因菌，感染巣とも明らかでない[2]．FN の主な原因微生物は腸内細菌目細菌（大腸菌 *Escherichia coli*，肺炎桿菌 *Klebsiella pneumoniae*，エンテロバクター属菌 *Enterobacter* spp.など）や緑膿菌 *Pseudomonas aeruginosa* と皮膚常在の黄色ブドウ球菌 *Staphylococcus aureus* であり，これらの侵入門戸は粘膜常在細菌叢と推定される．グラム陰性桿菌が関与する場合には予後不良となりやすい[3]．原因微生物の同定は近年の米国のデータでも 40～50％にとどまり，血液培養陽性例（菌血症）は 10～30％程度であるが，微生物学的診断が得られた場合の治療的意義が大きいため，血液培養などの培養検査を積極的に行い原因微生物の同定に努めることは重要である[4]．ここでは，わが国と欧米の報告から FN において頻度の高い微生物と，頻度は高くないものの死亡率が高い微生物について解説する．

a．FN を起こす頻度の高い微生物

1）血流感染症（bloodstream infection：BSI）

FN における原因微生物の侵入門戸は，粘膜損傷部位からの常在細菌叢と，皮膚バリアの破綻している中心静脈カテーテル（central venous catheter：CVC）などの刺入部位が大きなウェイトを占める．グラム陰性桿菌は全体として発症頻度は減少傾向であるが，*P. aeruginosa* 感染時は時として急速に病態が悪化することがあり，経験的治療においては本菌をカバーする抗菌薬を選択する．BSI の起因菌については 1980 年代まではグラム陰性桿菌（Gram-negative rods：GNR）優位であったが，1990 年以降はグラム陽性球菌（Gram-positive cocci：GPC）が多く検出されるようになった[5]．Japan Adult Leukemia Study Group（JALSG）で行われた解析結果によると，2000 年以降では BSI における起因菌としては GPC が 60～70％，GNR は 20～30％，真菌血症が 10％程度となっている（表 1，図 1）[2,6]．この理由としては，キノロン系薬を用いた細菌感染予防と，CVC が一般的に使用されることによるカテーテル関連血流感染症（catheter-related blood-stream infection：CRBSI）の増加，粘膜障害の強いがん薬物療法レジメンが増えたことなどが考えられている[7]．

好中球減少が予測されるハイリスク患者に FN の予防抗菌薬が検討されるようになった 1980 年代までは ST 合剤の投与が一般的であったが，その後は，グラム陰性桿菌に強い抗菌活性を持つフルオロキノロン系抗菌薬が登場し，ST 合剤に比較してグラム陰性菌の細菌感染症をオッズ比 0.21，培養陽性感染症をオッズ比 0.65 に下げることが報告され[8]，現在も多くのガイドラインで推奨され，広く投与されている[9]．しかしながら 2010 年以降，欧州では再度グラム陰性桿菌の検出率は上昇傾向にある[10]．また，フルオロキノロン系抗菌薬の予防投与によってフルオ

表 1　急性骨髄性白血病寛解導入中の菌血症の起因菌

起因菌	分離頻度（%）	
	1987～1991（$n = 68$）	2001～2005（$n = 86$）
グラム陽性菌	27（39.7%）	56（65.9%）
Staphylococcus aureus	4	10
Coagulase negative *Staphylococci*	5	24
Streptococci	9	12
Enterococci	2	5
その他	7	5
グラム陰性菌	28（41.2%）	19（23.9%）
Pseudomonas aeruginosa	16	11
その他	12	8
真菌	11（16.2%）	9
Candida sp.	9	5
その他	2	4
複数菌	2（2.9%）	2（2.3%）

Japan Adult Leukemia Study Group（JALSG）の AML-87/-89 プロトコル（577 例）と AML-201 プロトコル（980 例）で治療中に菌血症を合併した症例を解析
[Yoshida M, et al. Int J Hematol 2011; 93: 66-73 [2] および Kato H, et al. Support Care Cancer 2018; 26: 4187-4198 [6] より作成]

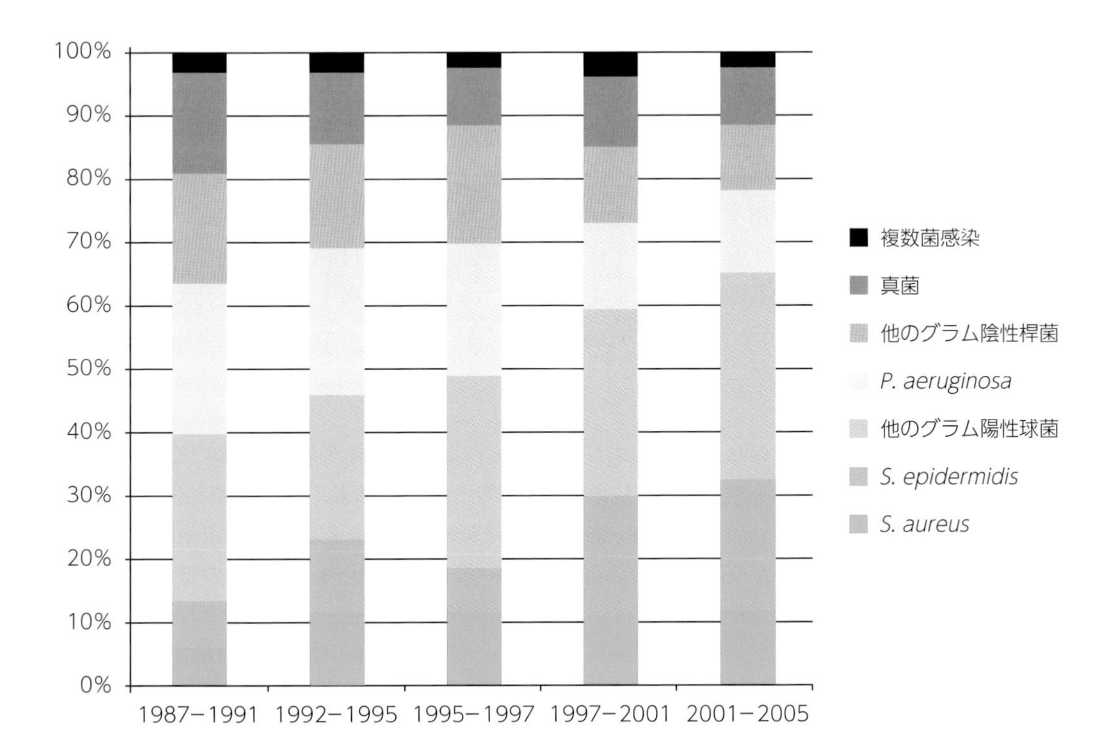

図 1　菌血症起因菌の推移

急性骨髄性白血病の寛解導入療法中における血流感染症の起因菌を経時的に解析．グラム陽性菌の頻度は 1987～1991 年の 38.2%から，2001～2005 年には 65.1%に上昇し，グラム陰性菌の検出頻度は 41.2%から 24.7%に低下した．真菌の頻度は 10%前後で推移している．

[Kato H, et al. Support Care Cancer 2018; 26: 4187-4198 [6] より引用]

ロキノロン系の有効性が低い *viridans streptococcus* や *Enterococcus* などグラム陽性球菌の菌血症の頻度が上昇するという報告もある[11]．薬剤耐性菌による BSI は感受性菌と比較すると予後不良となる[12]．海外では基質特異性拡張型 β-ラクタマーゼ（ESBL）産生菌の割合は 15～24%，カルバペネム耐性 *P. aeruginosa* の割合は 5～14%であり，グラム陰性の薬剤耐性菌の検出頻度が上昇している．日本でも同様の傾向がみられ，全国の *E. coli* のうち第三世代セフェム系薬の CTX 耐性率は 28.3%，*P. aseruginosa* のカルバペネム系薬の IPM 耐性率は 15.9%である[13]．*E. coli* のフルオロキノロン耐性率は 41.5%に上昇している．*P. aseruginosa* のフルオロキノロン耐性率は低値で推移しているものの，薬剤耐性に関しては自施設のアンチバイオグラム情報や感染制御部門との連携は必要である．

真菌血症は急性白血病や造血幹細胞移植患者に多くみられ，その起因真菌は *Candida* 属が最も多い．抗菌薬の先行投与はカンジダ真菌血症のリスクとなる[14]．元来より *Candida albicans* が最大の起因菌であったが，造血器腫瘍患者においてはフルコナゾールに耐性傾向のある *C. glabrata*, *C. krusei* の割合が上昇している[15~17]．また，接合菌（*Mucor* や *Cunninghamella* など）や *Fusarium* による播種性深在性真菌症も頻度はまれではあるものの増加傾向であり致死率も高い[18]．上記のほかに腸球菌 *Enterococcus* spp.，肺炎球菌，*Acinetobacter*，*Stenotrophomonas maltophilia* なども血流感染症を起こしうる[19]．

CVC の管理方法が改善してきたことなどにより，カテーテル関連血流感染症（CRBSI）の発生率は低下傾向にある一方，がん薬物療法施行中に粘膜面から移行による血流感染症は増加傾向にあるとされる．米国 NHSN（National Healthcare Safety Network）から MBI-LCBI（mucosal barrier injury laboratory-confirmed bloodstream infection）という新しいサーベイランス区分が提示されている．好中球数低下か移植後 GVHD による粘膜障害があること，規定された腸管常在菌を血液培養から検出することがその定義であり，固形腫瘍・造血器腫瘍および造血幹細胞移植患者などの高リスク患者においては laboratory-confirmed bloodstream infection（LCBI）の 71%を MBI-LCBI が占めるとされている[20]．CVC の管理を徹底することは引き続き重要であるが，FN においてはカテーテル管理方法の適切化だけでは，さらなる血流感染症の減少は困難と考えられる[21]．

2) 肺炎

肺炎は FN でよくみられる感染症のひとつで，白血病，造血幹細胞移植症例において感染症死亡の最大の原因である[22]．患者に抗菌薬の投与歴がなく，入院しておよそ 48～72 時間以内に発症する肺炎では *Streptococcus pneumoniae*，*Haemophilus influenzae* などの市中肺炎の起因菌が多いが，繰り返しのがん薬物療法や抗菌薬投与を受けている症例，入院中の発症では *P. aeruginosa*，*Klebsiella pneumoniae*，*Enterobacter cloacae*，*Serratia marcescens* などのグラム陰性桿菌による肺炎が多く経験される．*P. aeruginosa*，*Acinetobacter baumannii* は日本では耐性化は進行していないが，欧米，東南アジア・南アジアなどでは耐性化が高度に進行し高い死亡率と関連している．*Stenotrophomonas maltophilia* は環境常在の弱毒菌であり，喀痰から検出されても通常は定着菌である場合が多いが，FN 患者においては重症肺炎の原因となることがある．

前述した日本の剖検例報告では肺などで *Aspergillus* やその他真菌が起因菌となる頻度が増加している[15]．

肺炎についても JALSG のデータを示す（図 2）．肺炎は臨床診断例が多く，起因菌が判明したのは約 1/3 であった．これで全体の起因菌を類推することは必ずしも正確ではないが，急性白血病や造血幹細胞移植患者では *P. aeruginosa* を含むグラム陰性桿菌と真菌，特に侵襲性肺アスペ

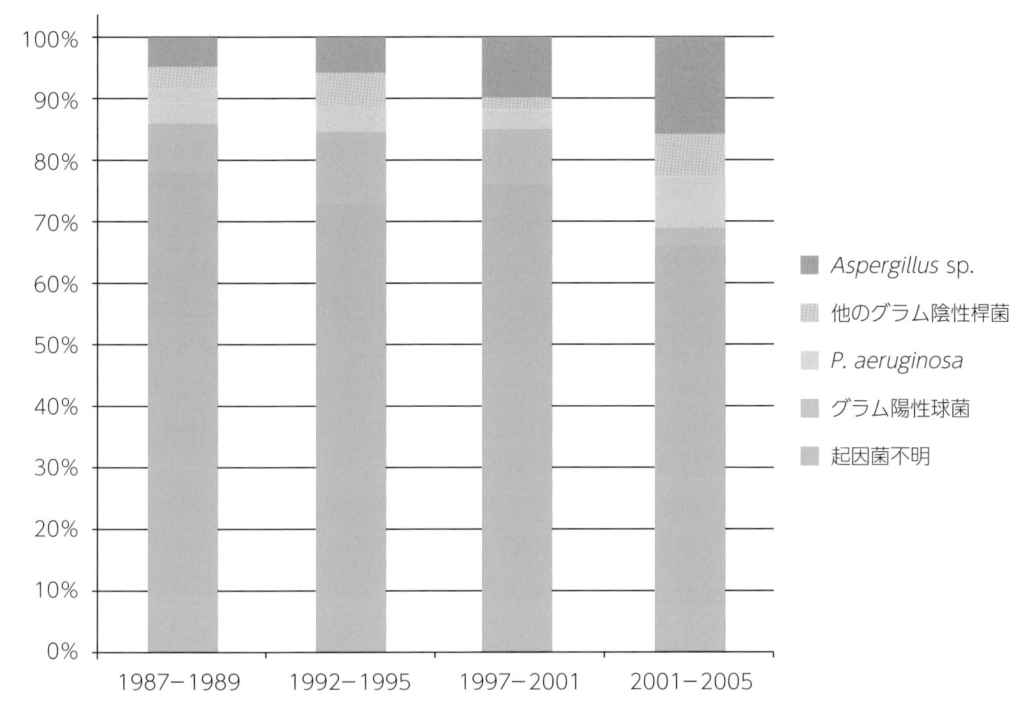

図 2　肺炎の起因菌の推移

急性骨髄性白血病の寛解導入療法中における肺感染症の起因菌を経時的に解析した．起因菌不明が 66〜78%，*P. aeruginosa* 肺炎の頻度は 2.9〜7.9%で推移している．肺アスペルギルス症は 1987〜1991 年の 4.9%から，2001〜2005 年には 15.8%に上昇した．

[Kato H, et al. Support Care Cancer 2018; 26: 4187-4198 [6] より引用]

ルギルス症（invasive pulmonary aspergillosis：IPA）が多い．*Aspergillus* は糸状菌に分類され，胞子による感染拡大をする．よって，高リスクの好中球減少症患者では HEPA フィルターで清浄化された陽圧空調環境下での管理が必要とされる [23]．好中球減少症患者において予防的な抗糸状菌薬（ポサコナゾールなど）の投与は侵襲性肺アスペルギルス症の発症予防に有用であったと報告されており，高リスク患者（好中球減少の程度がより重く長い，好中球数 100/μL 未満で 7 日間以上）では抗糸状菌薬の予防的投与も行われる [24]．国内の白血病症例において侵襲性肺アスペルギルス症の診断頻度が経年的に上昇しているとされるが，その理由としては，CT 検査が日常的に行われていることや，ガラクトマンナン抗原（アスペルギルス抗原）が普及し，侵襲性肺アスペルギルス症の診断が比較的容易になったことが考えられる [25]．

ニューモシスチス肺炎はステロイドの長期使用や，テモゾロミド，アレムツズマブなどリンパ球を強く抑制する治療に合併する．ST 合剤による予防が有効だが，ST 合剤のアレルギーにより予防投与ができない場合もある．このほか，リンパ球を強く抑制する治療や高齢者のがん治療では，結核菌 *Mycobacterium tuberculosis*，ウイルス性肺炎としてサイトメガロウイルス，ヒトメタニューモウイルスなどが病原微生物として報告されている [26]．

b．死亡率の高い原因微生物

FN の起因菌としての頻度は低いものの，死亡率の高い原因微生物を認識することは臨床上重要である．FN で最も留意すべき病原微生物は *P. aeruginosa* であり，無治療では高い死亡率となるため FN のマネジメントは *P. aeruginosa* への対策を中心にして発展してきた．問題は初期治療で投与が推奨されているセフェピム，タゾバクタム/ピペラシリン，カルバペネム系が有効ではない病原微生物が血流感染症や肺炎を起こす場合である．

メチシリン耐性黄色ブドウ球菌（MRSA）は β-ラクタム系抗菌薬に耐性があるため，MRSA による感染症は初期治療が遅れることがあり予後不良となる場合がある．グラム陽性桿菌である *Bacillus cereus* や *Corynebacterium* 属は，血液培養から検出されても汚染菌と解釈される場合もあるが，FN 患者においては血流感染症の原因菌などとして重要である．*Bacillus cereus* はカルバペネム系以外の β-ラクタム系抗菌薬に耐性であり，好中球減少患者では急激な経過をたどることがある．これらグラム陽性桿菌にはバンコマイシンなどの抗 MRSA 薬が有効であるが，リスク・ベネフィットの観点から初期からルーチンでの投与は避けるべきである．グラム陰性桿菌では *Stenotrophomonas maltophilia* は通常は定着菌のことが多いが，好中球減少患者では肺炎を起こすことがありカルバペネム系にも自然耐性であり，治療に難渋する．

グラム陰性耐性菌（多剤耐性緑膿菌［MDRP］，多剤耐性アシネトバクター［MDRA］，カルバペネム耐性腸内細菌目細菌［CRE］など）は経験的治療がしばしば無効のため，結果的に有効な抗菌薬の投与開始が遅れ，予後不良となりやすい．

真菌感染症は一般的に予後不良である．血流感染症では粘膜面，CVC などデバイスを侵入門戸とする侵襲性カンジダ感染症が，肺炎では気道を侵入門戸とする侵襲性肺アスペルギルス症がいずれも死亡率が高く，FN での真菌感染症では死亡数の上位 2 位，1 位を占める．初期治療に反応しない FN では，これらの早期診断，できるだけ早期の治療開始が肝要である．近年では抗真菌薬の予防投与の発達に伴い *Candida*，*Aspergillus* 以外の真菌感染症の増加が懸念されており，血流感染症としては *Trichosporon*，*Mucor*，*Fusarium* が，肺炎では *Aspergillus* ほど頻度は高くないものの *Mucor* が検出されることがあり，予後も不良である．真菌種によって抗真菌薬への感受性が異なるため抗真菌薬の選択には留意が必要である．

文献

1） Wisplinghoff H, Seifert H, Wenzel RP, et al. Current trends in the epidemiology of nosocomial bloodstream infections in patients with hematological malignancies and solid neoplasms in hospitals in the United States. Clin Infect Dis 2003; **36**: 1103-1110
2） Yoshida M, Akiyama N, Fujita H, et al. Analysis of bacteremia/fungemia and pneumonia accompanying acute myelogenous leukemia from 1987 to 2001 in the Japan Adult Leukemia Study Group. Int J Hematol 2011; **93**: 66-73
3） Bodey GP, Rodriguez V, Chang HY, et al. Fever and infection in leukemic patients: a study of 494 consecutive patients. Cancer 1978; **41**: 1610-1622
4） Zimmer AJ, Freifeld AG. Optimal management of neutropenic fever in patients with cancer. J Oncol Pract 2019; **15**: 19-24
5） Freifeld AG, Bow EJ, Sepkowitz KA, et al. Clinical practice guideline for the use of antimicrobial agents in neutropenic patients with cancer: 2010 update by the Infectious Diseases Society of America. Clin Infect Dis 2011; **52**: e56-e93
6） Kato H, Fujita H, Akiyama N, et al. Infectious complications in adults undergoing intensive chemotherapy for acute myeloid leukemia in 2001-2005 using the Japan Adult Leukemia Study Group AML201 protocols. Support Care Cancer 2018; **26**: 4187-4198
7） Gustinetti G, Mikulska M. Bloodstream infections in neutropenic cancer patients: a practical update. Virulence 2016; **7**: 280-297
8） Engels EA, Lau J, Barza M. Efficacy of quinolone prophylaxis in neutropenic cancer patients: a

meta-analysis. J Clin Oncol 1998; **16**: 1179-1187

9) Kimura S-I, Fujita H, Handa H, et al. Real-world management of infection during chemotherapy for acute leukemia in Japan: from the results of a nationwide questionnaire-based survey by the Japan Adult Leukemia Study Group. Int J Hematol 2020; **112**: 409-417

10) Mikulska M, Viscoli C, Orasch C, et al. Aetiology and resistance in bacteraemias among adult and paediatric haematology and cancer patients. J Infect 2014; **68**: 321-331

11) Gudiol C, Bodro M, Simonetti A, et al. Changing aetiology, clinical features, antimicrobial resistance, and outcomes of bloodstream infection in neutropenic cancer patients. Clin Microbiol Infect 2013; **19**: 474-479

12) Cattaneo C, Zappasodi P, Mancini V, et al. Emerging resistant bacteria strains in bloodstream infections of acute leukaemia patients: results of a prospective study by the Rete Ematologica Lombarda (Rel). Ann Hematol 2016; **95**: 1955-1963

13) 厚生労働省院内感染対策サーベイランス事業. 2020 年度検査室部門
https://janis.mhlw.go.jp/report/index.html［最終アクセス 2023 年 12 月 22 日］

14) Kato H, Yoshimura Y, Suido Y, et al. Mortality and risk factor analysis for Candida blood stream infection: a multicenter study. J Infect Chemother 2019; **25**: 341-345

15) Kume H, Yamazaki T, Togano T, et al. Epidemiology of visceral mycoses in autopsy cases in Japan: comparison of the data from 1989, 1993, 1997, 2001, 2005 and 2007 in Annual of Pathological Autopsy Cases in Japan. Med Mycol J 2011; **52**: 117-127

16) Hachem R, Hanna H, Kontoyiannis D, et al. The changing epidemiology of invasive candidiasis: Candida glabrata and Candida krusei as the leading causes of candidemia in hematologic malignancy. Cancer 2008; **112**: 2493-2499

17) Kakeya H, Yamada K, Kaneko Y, et al. National Trends in the Distribution of Candida Species Causing Candidemia in Japan from 2003 to 2014: a Report by the Epidemiological Investigation Committee for Human Mycoses in Japan Epidemiological Investigation Committee for Human Mycoses in Japan. Med Mycol J 2018; **59**: 19-22

18) Pagano L, Offidani M, Fianchi L, et al. Mucormycosis in hematologic patients. Haematologica 2004; **89**: 207-214

19) Freifeld AG, Bow EJ, Sepkowitz KA, et al. Clinical practice guideline for the use of antimicrobial agents in neutropenic patients with cancer: 2010 Update by the Infectious Diseases Society of America. Clin Infect Dis 2011; **52**: e56-e93

20) Network NHS. Bloodstream Infection Event (Central Line-Associated Bloodstream Infection and Non-central Line Associated Bloodstream Infection)
https://www.cdc.gov/nhsn/pdfs/pscmanual/4psc_clabscurrent.pdf［最終アクセス 2023 年 12 月 22 日］

21) Metzger KE, Rucker Y, Callaghan M, et al. The burden of mucosal barrier injury laboratory-confirmed bloodstream infection among hematology, oncology, and stem cell transplant patients. Infect Control Hosp Epidemiol 2015; **36**: 119-124

22) Evans SE, Ost DE. Pneumonia in the neutropenic cancer patient. Curr Opin Pulm Med 2015; **21**: 260-271

23) Lass-Flörl C, Rath P, Niederwieser D, et al. Aspergillus terreus infections in haematological malignancies: molecular epidemiology suggests association with in-hospital plants. J Hosp Infect 2000; **46**: 31-35

24) Cornely OA, Maertens J, Winston DJ, et al. Posaconazole vs. fluconazole or itraconazole prophylaxis in patients with neutropenia. N Engl J Med 2007; **356**: 348-359

25) Leeflang MM, Debets-Ossenkopp YJ, Visser CE, et al. Galactomannan detection for invasive aspergillosis in immunocompromized patients. Cochrane Database Syst Rev 2008; CD007394

26) Godet C, Le Goff J, Beby-Defaux A, et al. Human metapneumovirus pneumonia in patients with hematological malignancies. J Clin Virol 2014; **61**: 593-596

解説 4：FN 患者に推奨される検査

FN の治療方針の決定，修正をするうえで原因微生物の同定，血球減少の程度，肝腎機能の評価，感染症マーカーの測定，感染巣の検索が重要である．最も重要な検査は抗菌薬開始前の血液培養 2 セットで，異なる静脈部位から採取する．セット数は重要であり，1 セットでは菌血症の 70％程度の陽性率であり，2 セットで 90％程度は診断可能となる[1]．3 セット以上ではさらに陽性率は向上するが，経験的治療開始前の日常診療としては現実的ではない．むしろ初回採取が陰性であった場合，抗菌薬投与後も発熱が持続する場合，いったん解熱したあとに再燃した場合などに繰り返し行うことが重要である．中心静脈カテーテル（CVC）が留置されている場合は，1 セットは CVC から採取する[2]．血液培養の陽性率は FN の高リスク患者においても 10〜20％程度であるが[3]，FN のなかでも最も重篤な病態である菌血症の診断確定や治療薬選択に重要な情報が得られる．血液以外の培養検査（喀痰，皮膚分泌物，尿，便，髄液など）はそれぞれの臓器感染を疑う場合に適宜行う．

血液検査では血算（白血球分画も）や血清・生化学検査（腎機能，肝機能，電解質など）は全身状態の把握や適切な抗菌薬を選択するための臨床情報として重要である．高リスク患者ではこれらを週 2 ないし 3 回以上繰り返し行う．これにより好中球数の把握と回復時期の予測，経験的抗菌薬の治療効果判定や副作用のチェックが可能となる．

感染症マーカーとして CRP（C 反応性蛋白）は広く普及しており有用であるが，感染症に限らず腫瘍[4]や自己免疫疾患，慢性炎症などでも上昇する場合がある．プロカルシトニン（PCT）は細菌感染に，より特異的なマーカーとして知られている[5~7]．PCT はグラム陰性菌菌血症で高値を示すが，コアグラーゼ陰性ブドウ球菌（CNS）では上昇しないことがある[7]．また，いずれも FN 発症早期には上昇しない場合があり，CRP や PCT が陰性でも抗菌薬を開始しない根拠とはならない．細菌感染症の経過観察に感染症マーカーの経時的測定は有用であるが，わが国の保険診療では PCT の頻回測定は認められないことが多い．β-D-グルカンは真菌感染，特にカンジダ菌血症や侵襲性肺アスペルギルス症（IPA），ニューモシスチス肺炎で上昇する[8]．IPA を疑う場合にはアスペルギルスガラクトマンナン抗原を測定する[9]．これら真菌マーカーは FN の初期治療時には必須ではないが，経験的治療開始 3〜4 日後の再評価時の検査として重要である．いずれにせよこれら感染症マーカーはあくまで培養検査による確定診断を補う役割であることを念頭に置く必要がある．

画像診断では肺炎診断における胸部 X 線の精度は必ずしも高くないが，簡便な検査であり経験的治療開始時には実施しておくべきである．臨床症状から肺炎の疑いが強い場合や感染症マーカーから IPA を疑う場合は胸部 CT 撮影をためらわず行う．腹部症状がある場合は腹部単純撮影や超音波検査，腹部 CT 撮影を適宜行う．

低リスク患者の場合は臨床症状を勘案して必要と考えられる検査を行う．具体的には，血液培養，血算，肝腎機能，CRP などの感染症マーカー，胸部 X 線などがある．外来で治療を継続する場合には，市中感染症の検査も併せて必要となる．

文献

1) Lee A, Mirrett S, Reller LB, et al. Detection of bloodstream infections in adults: how many blood cultures are needed? J Clin Microbiol 2007; **45**: 3546-3548
2) DesJardin JA, Falagas ME, Ruthazer R, et al. Clinical utility of blood cultures drawn from indwelling central venous catheters in hospitalized patients with cancer. Ann Intern Med 1999; 131: 641-647
3) Yoshida M, Tsubaki K, Kobayashi T, et al. Infectious complications during remission induction therapy in 577 patients with acute myeloid leukemia in the Japan Adult Leukemia Study Group studies between 1987 and 1991. Int J Hematol 1999; **70**: 261-267
4) Koukourakis MI, Kambouromiti G, Pitsiava D, et al. Serum C-reactive protein (CRP) levels in cancer patients are linked with tumor burden and are reduced by anti-hypertensive medication. Inflammation 2009; **32**: 169-175
5) Massaro KS, Costa SF, Leone C, et al. Procalcitonin (PCT) and C-reactive protein (CRP) as severe systemic infection markers in febrile neutropenic adults. BMC Infect Dis 2007; **7**: 137
6) Koivula I, Hämäläinen S, Jantunen E, et al. Elevated procalcitonin predicts Gram-negative sepsis in haematological patients with febrile neutropenia. Scand J Infect Dis 2011; **43**: 471-478
7) Giamarellou H, Giamarellos-Bourboulis EJ, Repoussis P, et al. Potential use of procalcitonin as a diagnostic criterion in febrile neutropenia: experience from a multicentre study. Clin Microbiol Infect 2004; **10**: 628-633
8) Obayashi T, Yoshida M, Mori T, et al. Plasma (1→3)-β-D-glucan measurement in diagnosis of invasive deep mycosis and fungal febrile episodes. Lancet 1995; **345**: 17-20
9) Mennink-Kersten MASH, Donnelly JP, Verweij PE. Detection of circulating galactomannan for the diagnosis and management of invasive aspergillosis. Lancet Infect Dis 2004; **4**: 349-357

CQ1

外来治療の対象となる FN 患者を識別するためのリスク評価法として Multinational Association for Supportive Care in Cancer リスク指標（MASCC スコア）や Clinical Index of Stable Febrile Neutropenia（CISNE スコア）は有用か？

推奨

●MASCC スコア，CISNE スコアは，FN をきたした成人がん患者に対して，重症化リスクの低い患者の同定に有用である．ただし，低リスク患者の一部に重大な合併症が認められたことから，外来治療が可能な FN 患者の候補を選定する際には，これらに加えて，疾患およびがん薬物療法によるリスク，身体的リスク，心理・社会的リスクを考慮に入れるべきである．

［推奨の強さ：2，合意率：90.3%，エビデンスレベル B］

解説

MASCC スコア（表 1）は，重症化する可能性が低い FN 患者を同定するための評価法として Klastersky らにより 2000 年に発表され[1]，複数の FN に関する診療ガイドラインに採用された最も信頼されているリスク評価法である．しかしながら，MASCC スコアにより低リスクと判定された患者における死亡を含む重大な合併症の発症率が約 10%であること[2]，その策定にあたって固形腫瘍患者のみならず，造血器腫瘍，同種骨髄移植の患者が含まれており，均一でな

表 1　MASCC スコア

項目	スコア
臨床症状（重症度）	
無症状・軽症	＋5
中等症	＋3
重症	0
血圧低下なし	＋5
慢性閉塞性肺疾患なし	＋4
固形腫瘍または造血器腫瘍で真菌感染の既往なし	＋4
脱水なし	＋3
外来管理中の発熱	＋3
60 歳未満	＋2
21 点以上：低リスク，20 点以下：高リスク	

［Klastersky J, et al. J Clin Oncol 2000; 18: 3038-3051[1] より引用］

表 2　CISNE スコア

パフォーマンス・ステータス（ECOG）≧ 2	2
ストレス誘導性高血糖あり	2
慢性閉塞性肺疾患あり	1
慢性心血管疾患あり	1
口内炎　CTC AE grade ≧ 2	1
単球＜ 200/μL	1
合計　0：低リスク，1 〜 2：中等度リスク，3 ≦：高リスク	

[Taplitz AR, et al. J Clin Oncol 2018; 36: 1443-1453 [2] より引用]

い集団をひとまとめとして解析していることが問題点として指摘されていた．Carmona-Bayonas らは，MASCC スコアに関するこれらの問題点を解決すべく，軽〜中等度の強度のがん薬物療法を受け，臨床的に安定している固形腫瘍患者のみを対象とした FN 重症化リスクを予測するモデル CISNE スコア（表 2）を 2015 年に発表した [3]．Zeng らによるメタアナリシスでは，低リスク FN 患者の予測に関する感度と特異度は，MASCC スコアで 86.0%（95%CI 81.3〜89.7%），55.6%（95%CI 46.2〜64.5%），CISNE スコア 3 点未満で 64.9%（95%CI 49.6〜77.7%），78.9%（95%CI 65.3〜88.1%），スコア 1 点未満で 22.2%（95%CI 15.6〜30.4%），96.7%（95%CI 93.6〜98.3%）であった [4]（原著では高リスク FN 患者の予測に関する感度・特異度が記載されているため筆者改変）．低リスク患者における重大な合併症の発症率は，MASCC スコアで 14.0%（290/2,069），CISNE スコア 3 点未満で 6.2%（80/1,289），スコア 1 点未満で 3.1%（14/446）であった [4]．米国臨床腫瘍学会（ASCO）-米国感染症学会（IDSA）の FN 患者の外来マネジメントに関するガイドライン [2] では，MASCC スコアで低リスクと判定された患者について CISNE スコアを適用し，外来治療の候補となる低リスク患者を選別するアルゴリズムが示されているが，現在，その診断精度に関する評価は定まっていない．

「発熱性好中球減少症（FN）診療ガイドライン改訂第 2 版」では，CQ1 として「FN が重症化するリスク評価として，MASCC スコアは有用か？」が設定され，推奨文には，「MASCC スコアは，－中略－　FN が重症化するリスクの低い（低リスク）患者の選択に有用である．－後略－」と記載されている．がん薬物療法に携わる医師を対象とした当該ガイドラインの遵守状況に関するアンケート調査では，「FN が重症化するリスク評価として MASCC スコアを使用していますか？」の問いに，「いつも行っている」と回答した医師は 16.5%，「半分以上の患者に行っている（「いつも行っている」を含む）」との回答も 47.7% に過ぎず，MASCC スコアによるリスク評価の実施率は予想外に低かった．リスク評価を行わない理由の大半は，もっぱら高リスク患者あるいは低リスク患者を診ているためであったが，なかには，計算が面倒である，具体的でない評価項目があるといった理由もあった [5]．今回の改訂においては，外来治療が可能な FN 患者を選別するためのアルゴリズムを提案する（図 1）．まず，高リスク患者をリスク評価の対象外とし，低リスク患者のなかから外来治療が可能と推定される候補を選ぶための評価プロセスを提示することとした．

外来における経口抗菌薬治療の候補となる患者の選別に関する手順は以下のとおりである．

1）疾患自体またはがん薬物療法によるリスクとして，好中球数100/μL未満が7日を超えて持続すると予想される急性白血病，骨髄異形成症候群，骨髄浸潤あるいは骨髄転移など何らかの骨髄機能不全を伴う患者や造血細胞移植を行った患者，入院中に FN を発症した患者といった

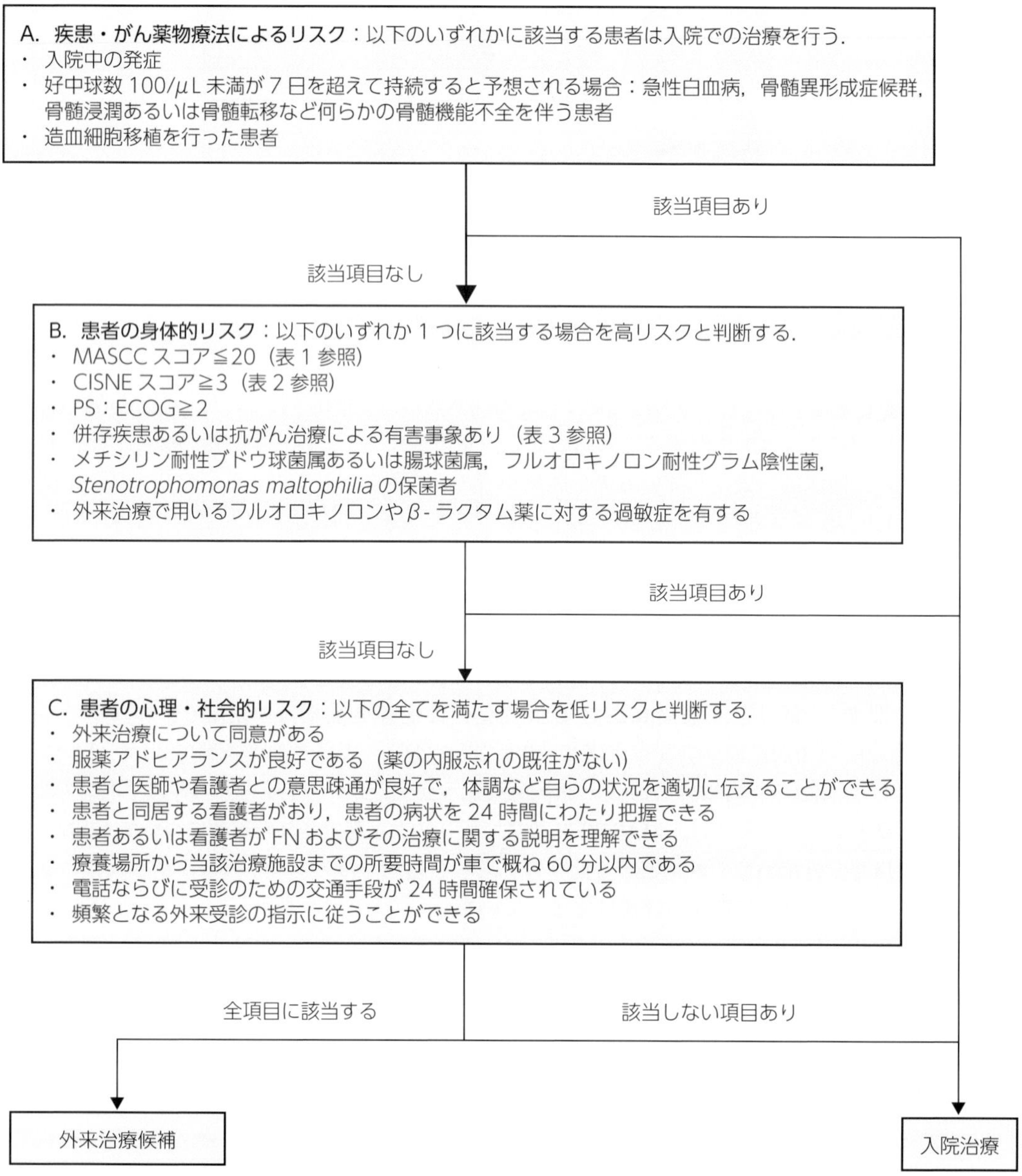

1. FN が起こった場合の評価

A. 疾患・がん薬物療法によるリスク：以下のいずれかに該当する患者は入院での治療を行う.
・ 入院中の発症
・ 好中球数 100/μL 未満が 7 日を超えて持続すると予想される場合：急性白血病，骨髄異形成症候群，骨髄浸潤あるいは骨髄転移など何らかの骨髄機能不全を伴う患者
・ 造血細胞移植を行った患者

該当項目あり → 入院治療
該当項目なし ↓

B. 患者の身体的リスク：以下のいずれか 1 つに該当する場合を高リスクと判断する.
・ MASCC スコア≦20（表 1 参照）
・ CISNE スコア≧3（表 2 参照）
・ PS：ECOG≧2
・ 併存疾患あるいは抗がん治療による有害事象あり（表 3 参照）
・ メチシリン耐性ブドウ球菌属あるいは腸球菌属，フルオロキノロン耐性グラム陰性菌，*Stenotrophomonas maltophilia* の保菌者
・ 外来治療で用いるフルオロキノロンや β-ラクタム薬に対する過敏症を有する

該当項目あり → 入院治療
該当項目なし ↓

C. 患者の心理・社会的リスク：以下の全てを満たす場合を低リスクと判断する.
・ 外来治療について同意がある
・ 服薬アドヒアランスが良好である（薬の内服忘れの既往がない）
・ 患者と医師や看護者との意思疎通が良好で，体調など自らの状況を適切に伝えることができる
・ 患者と同居する看護者がおり，患者の病状を 24 時間にわたり把握できる
・ 患者あるいは看護者が FN およびその治療に関する説明を理解できる
・ 療養場所から当該治療施設までの所要時間が車で概ね 60 分以内である
・ 電話ならびに受診のための交通手段が 24 時間確保されている
・ 頻繁となる外来受診の指示に従うことができる

全項目に該当する → 外来治療候補
該当しない項目あり → 入院治療

図 1　外来治療の候補となる患者の選定のアルゴリズム

入院治療を要する患者をリスク評価の対象外とする.

2) 患者の身体的リスクを MASCC スコアや CISNE スコアなどで評価する．海外のガイドラインで指摘されている身体的リスクを表 3 に示す．重症化リスクの低い患者は，外来において経口抗菌薬による治療が可能であるが，低リスクと判定された患者においても死亡を含む重大な合併症を発症することがあるため，MASCC スコアや CISNE スコアのみで外来治療の可否を判

表 3　併存疾患あるいはがん薬物治療による有害事象

項目	有害事象・併存疾患
心血管障害	失神・失神性めまい，進行性の高血圧，新規発症の血圧低下あるいはその増悪，心不全，虚血性心疾患，不整脈，心嚢水貯留，慢性心疾患（心筋症，心臓弁膜症，先天性心奇形など）
骨髄不全	血小板数＜1万/μL，貧血（Hb＜7g/dL または Ht＜21%）
血液凝固障害	重大な出血，播種性血管内凝固症候群（DIC），深部静脈血栓症，肺血栓塞栓症
消化管障害	Grade 3～4 の口内炎，嚥下障害による内服困難，新規発症あるいは重症の下痢，下血，血便，吐血，腹痛，腹水
肝障害	肝機能障害（AST・ALT＞正常上限値の 5 倍，総ビリルビン＞2.0mg/dL，慢性肝機能障害（慢性肝炎，肝硬変など）
感染症	肺炎，蜂窩織炎，腹腔内感染症，腎盂腎炎など明確な感染徴候の存在，中心静脈カテーテル関連感染症，フルオロキノロンやβ-ラクタム薬の内服治療が有効でない微生物による感染症（真菌感染症など）ないしその疑い，フルオロキノロンによる予防内服中の発症
神経障害	痙攣，意識障害，せん妄，髄膜刺激症状，中枢神経系感染症を示唆する徴候，脊髄圧迫，新規発症の神経障害あるいはその増悪
呼吸器障害	頻呼吸・徐呼吸，低酸素血症（SpO_2＜90%），高二酸化炭素血症，気胸，胸水貯留，空洞形成性病変，慢性肺疾患（COPD，慢性気管支炎，間質性肺炎・肺線維症など）
腎障害	腎機能障害（クレアチニン・クリアランス≦30mL/分），乏尿（＜400mL/日），新規発症の肉眼的血尿，尿路閉塞，尿路結石，脱水，電解質異常，酸塩基平衡異常，慢性腎不全
免疫不全・代謝障害	低ガンマグロブリン血症，細胞性免疫不全，コントロール不良な糖尿病，免疫不全をきたす抗がん薬の使用
その他	皮膚・粘膜障害，妊婦，認知機能障害やフレイルを伴う高齢者，骨折などの外傷，コントロール不良の進行がん 臓器障害を示唆する症状や検査所見，画像所見の増悪傾向

[文献 2, 3, 6, 7 より作成]

断することは注意を要する．なお，CISNE スコアの対象は「一見して状態の安定している FN 患者」と定義され，これに合致しない患者は評価対象外となるため，CISNE スコアを適用する場合においても事前に身体的リスクを評価する必要がある[2]．「一見して状態の安定している FN 患者」とは，急性臓器不全（腎臓，心臓，呼吸器），非代償性の慢性臓器不全，敗血症性ショックおよび低血圧（収縮期血圧≦90 mmHg），重篤な感染症などの入院適応となる重篤な合併症がないことである．また，CISNE スコアの作成には造血器腫瘍の患者が組み入れられていないため，造血器腫瘍患者の FN のリスク評価はできない．

3) 心理・社会的リスクとして，図 1 の 8 項目すべてを満たすことが必要である[2]．

以上より，FN の外来治療が可能な患者は，疾患自体またはがん薬物療法によるリスクが低く，MASCC スコア低リスクないし CISNE スコア低～中等度リスクの患者で，心理・社会的リスクをすべて満たす患者が候補となる．

文献

1） Klastersky J, Paesmans M, Rubenstein EB, et al. The Multinational Association for Supportive Care in Cancer Risk Index: a multinational scoring system for identifying low-risk febrile neutropenic cancer patients. J Clin Oncol 2000; **18**: 3038-3051

2） Taplitz AR, Kennedy EB, Bow EJ, et al. Outpatient management of fever and neutropenia in adults treated for malignancy: American Society of Clinical Oncology and Infectious Diseases Society of America Clinical Practice Guideline Update. J Clin Oncol 2018; **36**: 1443-1453

3) Carmona-Bayonas A, Jiménez-Fonseca P, Echaburu JV, et al. Prediction of serious complications in patients with seemingly stable febrile neutropenia: validation of the Clinical Index of Stable Febrile Neutropenia in a prospective cohort of patients from the FINITE Study. J Clin Oncol 2015; **33**: 465-471
4) Zheng B, Toarta C, Cheng W, et al. Accuracy of the Multinational Association of Supportive Care in Cancer (MASCC) and Clinical Index of Stable Febrile Neutropenia (CISNE) scores for predicting serious complications in adult patients with febrile neutropenia: a systematic review and meta-analysis. Crit Rev Oncol Hematol 2020; **14**: 102922
5) Akiyama N, Okamura T, Yoshida M, et al. A questionnaire survey on evaluation for penetration and compliance of the Japanese Guideline on Febrile Neutropenia among hematology-oncology physicians and surgeons. Support Care Cancer 2021; **29**: 6831-6839
6) National Comprehensive Cancer Network Clinical Practice Guidelines in Oncology. Prevention and Treatment of Cancer-Related Infections. Version 2.2022-August 19, 2022.
7) Flowers CR, Seidenfeld J, Bow EJ, et al. Antimicrobial prophylaxis and outpatient management of fever and neutropenia in adults treated for malignancy: American Society of Clinical Oncology clinical practice guidelines. J Clin Oncol 2013; **31**: 794-810

CQ2

血液培養を行う場合，異なる部位から 2 セット以上を採血することは推奨されるか？

推奨

●**血液培養を行う場合，原則異なる部位から 2 セット以上（好気性培養，嫌気性培養各 1 本を 1 セットとする）採血することが推奨される．**
［推奨の強さ：1，合意率：96.8%，エビデンスレベル B］

解説

血液培養の方法に関しては2セット採血の有効性について複数の報告が存在する．フルオロキノロン予防内服中の同種造血幹細胞移植患者を対象とした研究において2セット採血の実施を推奨した結果，2セット採取率は推奨前3.1%から推奨後51.0%に上昇し，菌血症診断率が26.6%から40.1%に上昇している[1]．FN以外の研究においても同様に2セット採血の実施を推奨することで（推奨前：23.0～59.8%，推奨後：65～93.9%），血液培養陽性率が上昇している（推奨前：5～19.7%，推奨後：10.0～25.0%）[2~5]．24時間以内に3セット以上施行された血液培養が陽性の患者を対象とした複数の研究において，1セット目での検出率が65.1～80%，2セット目までで80.4～89.7%，3セット目までで95.7～99%であった[6~8]．2セット以上採取する理由として検出率の上昇のほかに汚染菌（コンタミネーション）との鑑別があげられる．血液培養陽性の1,585例を対象に，症状や培養を含めた各種検査所見を総合的に判断し，「菌血症診断例」「汚染例」「不明例」に分類した．その結果，*Staphylococcus epidermidis* における検討では，採取した2セット中1セットのみ陽性時には94.8%が汚染例と判定されたのに対して，2セット中2セット陽性時ならびに3セット中2セット陽性時の汚染率はそれぞれ3.3%，0%であった[9]．海外のFNガイドラインにおいても「異なる部位から2セット以上の採取を推奨する」としている[10,11]．

ただし，FN患者に限定した論文ではないものの昨今複数の論文で異なる部位からの1セットずつの採血（multi-sampling strategy：MSS）と1箇所からの複数セット採血（single-sampling strategy：SSS）を比較し，菌血症診断の感度に差はみられず[12~14]，コンタミネーションのリスクはむしろSSSのほうが低下する可能性が報告されていることから（血液培養施行例〈症例数〉におけるコンタミネーション例〈症例数〉の割合はSSSでは4.6%〈38/826症例〉～5.3%〈29/549例〉で，MSSでは5.8%〈48/826例〉～7.3%〈40/549例〉であった）[12,13]，複数箇所を穿刺することへの侵襲性・安全性の懸念がある場合はSSSによる血液培養が考慮される．一方でカテーテル関連血流感染症（CRBSI）の診断を目的とする場合は，診断のためにもMSSが優先される．採血を複数回行うことに伴う合併症に関するアウトカムについて検討した報告は存在しなかったが，医療費に関してはSSSではMSSと比較して医療費削減につながったとする報告もある[12]．しかし，日本とは医療体制の違いもあり，対象患者も異なっていることからこれらについては今後の検討課題である．また，SSS と MSS を比較した論文はいずれも救急領域における市中発症の感染症を対象とした研究であり，CRBSI での検討は行われていない．以上より血液培養を行う場合，原則 MSS を推奨し，侵襲性や安全性を考慮して複数箇所から採血が行えず，CRBSI の除外が必要でない場合のみ SSS を考慮する．

文献

1) 阿部雅広，荒岡秀樹，木村宗芳ほか．発熱性好中球減少症における血液培養 2 セット採取の意義—フルオロキノロン予防内服中の同種造血幹細胞移植患者における検討．感染症誌 2020; **94**: 109-113
2) 安井祥子．当院における血液培養 2 セット採取推進活動—infection control team（ICT）活動での臨床検査技師としての取り組み．神奈川県臨床検査技師会雑誌 2020; **55**: 7-11
3) 永沢善三，福富由美子，草場耕二ほか．血液培養—血液培養提出セット数の現状と好気・嫌気ボトル併用の意義．日本嫌気性菌感染症研究 2010; **40**: 42-50
4) 林　菜穂，岡上えり奈，中村一哲ほか．適切な感染症診療にむけた血液培養 2 セット採取への取り組み．こうち 2013; **42**: 116-119
5) 吉田勝一，津久井綾子，高橋　茜ほか．当院における血液培養実施状況と陽性時間の比較検討．群臨技会誌 2014; **53**: 45-50
6) Washington JA 2nd. Blood cultures: principles and techniques. Mayo Clin Proc 1975; 50: 91-98
7) Lee A, Mirrett S, Retter LB, et al. Detection of bloodstream infections in adults: how many blood cultures are needed? J Clin Microbiol 2007; **45**: 3546-3548
8) Cockerill FR 3rd, Wilson JW, Vetter EA, et al. Optimal testing parameters for blood cultures. Clin Infect Dis 2004; **38**: 1724-1730
9) Weinstein MP, Towns ML, Quartey SM, et al. The clinical significance of positive blood cultures in the 1990s: a prospective comprehensive evaluation of the microbiology, epidemiology, and outcome of bacteremia and fungemia in adults. Clin Infect Dis 1997; **24**: 584-602
10) Freifeld AG, Bow EJ, Sepkowitz KA, et al. Clinical Practice Guideline for the Use of Antimicrobial Agents in Neutropenic Patients with Cancer: 2010 Update by the Infectious Diseases Society of America. Clin Infect Dis 2011; **52**: e56-e93
11) Heinz WJ, Buchheidt D, Christopeit M, et al. Diagnosis and empirical treatment of fever of unknown origin (FUO) in adult neutropenic patients: guidelines of the Infectious Diseases Working Party (AGIHO) of the German Society of Hematology and Medical Oncology (DGHO). Ann Hematol 2017; **96**: 1775-1792
12) Dargère S, Parienti J-J, Roupie E, et al. Unique blood culture for diagnosis of bloodstream infections in emergency departments: a prospective multicentre study. Clin Microbiol Infect 2014; **20**: O920-O927
13) Yu D, Larsson A, Parke A, et al. Single-sampling strategy vs. multi-sampling strategy for blood cultures in sepsis: a prospective non-inferiority study. Front Microbiol 2020; **11**: 1639
14) Ekwall-Larson A, Yu D, Dinnétz P. Single-site sampling versus multisite sampling for blood cultures: a retrospective clinical study. J Clin Microbiol 2022; **60**: e0193521

CQ3

中心静脈カテーテル（CVC）を挿入した患者がFNを起こした場合，CVCと末梢静脈穿刺（PV）からの血液培養は推奨されるか？

推奨

●**CVCとPVより同時に各1セットずつの血液培養を推奨する.**
[推奨の強さ：1，合意率：71.0%，エビデンスレベルC]

解説

中心静脈カテーテル（central venous catheter：CVC）などの血管内留置カテーテルが挿入されている患者において，CVCなどのカテーテルからの採取は手技が容易で侵襲性も低いが，末梢静脈穿刺（peripheral venipuncture：PV）からの血液培養採取と比較して，汚染菌の混入（コンタミネーション）や血液採取の手技による新たなカテーテル感染をきたす可能性が考えられ，注意が必要である．FN患者においてどの部位から血液培養を実施するのがよいのかについては議論がある．

カテーテル関連血流感染症（CRBSI）に関して，IDSAなどのガイドライン[1,2]においては，血液培養が陽性化するまでの時間差（differential time to positivity：DTP）を評価できることから，CVCとPVから同時に1セットずつの計2セットの検体採取が推奨されている．また，PVからの採取が困難な場合にはCVCの異なるルーメンからの2セット以上の検体採取が推奨されている．

PVに比較してCVCからの血液培養が2時間以上早く陽性化（DTP≧2時間）した場合，CRBSIと診断できる感度と特異度は，CVC留置期間が短期（30日未満）の患者ではそれぞれ81%と92%，長期（30日以上）の患者ではそれぞれ93%と75%で，感度・特異度とも優れていた[3]．CRBSIの診断目的にDTPを検討することは有用と考えてよい．ただし，がん患者を対象とした研究において，黄色ブドウ球菌[4,5]や腸球菌[5]，非AmpC産生腸内細菌目細菌[5]ではDTP≧2時間は感度が40%前後と低く，これらの菌に対してはCRBSIの除外には使用すべきでないと報告されている．また，*Candida*属による真菌血症患者においては，陽性化まで長時間の培養時間を要し，DTP≧2時間は特異度が低い[6]ため，CRBSIの診断法として推奨されていない[2]．他のCRBSIの診断法としては，海外のガイドライン[1,2]においてコロニー数の違いを検討する方法が記載されているが，本邦での臨床利用は限定的であると考えられる．

成人FN患者において，CVCとPVからの血液培養を比較した無作為化比較試験は検索した限り見当たらず，FN患者を含むコホート研究[3,7,8]およびシステマティックレビュー/メタアナリシスのデータ[9,10]が利用できる．がん患者を対象とした後ろ向き研究[7]では，551組のCVCとPVからの血液培養が比較検討された．感染症専門医による菌血症の診断に対する感度，特異度，陽性的中率，陰性的中率は，CVC と PV でそれぞれ，89% vs. 78%，95% vs. 97%，63% vs. 73%，99% vs. 98%であり，CVC からの血液培養は PV と比較して感度に優れ，陽性的中率でやや劣るものの，陰性的中率は同様に優れており，菌血症の除外には有用との結果であった．また，コンタミネーションは CVC からは 4.7%（26/551），PV からは 3.3%（18/551）認め，CVC からの血液採取の手技による新たな CRBSI 発症についての記載はなかった．がん患者を対象とした 2 つの研究[3,8]では，CVC と PV 採取の比較が主目的ではなかったが，PV からの採取に比較して CVC からの採取で菌検出の陽性率が高かった．CVC を含む血管内カテーテルと PV からの血液培養の菌血症診断に対する診断能を比較検討したシステマティックレビュー[9]では血管内カテーテルからの血液培養が感度，陰性的中率に優れ，特異度，陽性的中率の点で劣るとの結果であり，少なくとも 1 セットは血管内カテーテルからの採取を推奨している．

一方，10,370 組の CVC と PV からの血液培養の菌血症診断に対する診断能を比較したメタアナリシス[10]では，菌血症が 17%検出され，そのうちの 28%は CVC のみ，13%は PV のみからの血液培養で同定されたとの結果であり，CVC だけでなく，PV からの血液培養の重要性も指摘されている．

CVC からの検体採取が新たなカテーテル感染の誘因となるか否かは議論のあるところであり，中心静脈栄養患者を対象とした検討で，CVC からの凝血塊吸引や中心静脈圧測定，薬剤静注などが有意にその後の感染症発症と関連したとする 1980 年代の報告[11]はあるものの，現在の診療状況に即した利用可能な研究は見当たらず今後の検討課題である．

以上より，FN 患者に限定して計画された無作為化比較試験はないものの，FN 患者を含む 3 つのコホート研究およびシステマティックレビュー/メタアナリシスは CVC カテーテルからの血液培養の有用性を支持するものであり，DTP の検討に必要であることから，CVC を挿入した患者が FN を起こした場合，CVC と PV より同時に各 1 セットずつの血液培養を推奨する．

文献

1） Mermel LA, Allon M, Bouza E, et al. Clinical practice guidelines for the diagnosis and management of intravascular catheter-related infection: 2009 Update by the Infectious Diseases Society of America. Clin Infect Dis 2009; **49**: 1-45
2） Böll B, Schalk E, Buchheidt D, et al. Central venous catheter-related infections in hematology and oncology: 2020 updated guidelines on diagnosis, management, and prevention by the Infectious Diseases Working Party (AGIHO) of the German Society of Hematology and Medical Oncology (DGHO). Ann Hematol 2021; **100**: 239-259
3） Raad I, Hanna HA, Alakech B, et al. Differential time to positivity: a useful method for diagnosing catheter-related bloodstream infections. Ann Intern Med 2004; **140**: 18-25
4） Bouzidi H, Emirian A, Marty A, et al. Differential time to positivity of central and peripheral blood cultures is inaccurate for the diagnosis of Staphylococcus aureus long-term catheter-related sepsis. J Hosp Infect 2018; **99**: 192-199
5） Orihuela-Martin J, Rodiguez-Nunez O, Morata L, et al. Performance of differential time to positivity as a routine diagnostic test for catheter-related bloodstream infections: a single-centre experience. Clin Microbiol Infect 2020; **26**: 383.e1-383.e7
6） Gits-Muselli M, Villiers S, Hamane S, et al. Time to and differential time to blood culture positivity for assessing catheter-related yeast fungaemia: a longitudinal, 7-year study in a single university hospital. Mycoses 2020; **63**: 95-103
7） DesJardin JA, Falagas ME, Ruthazer R, et al. Clinical utility of blood cultures drawn from indwelling central venous catheters in hospitalized patients with cancer. Ann Intern Med 1999;

131: 641-647

8) Chen WT, Liu TM, Wu SH, et al. Improving diagnosis of central venous catheter-related bloodstream infection by using differential time to positivity as a hospital-wide approach at a cancer hospital. J Infect 2009; **59**: 317-323
9) Falagas ME, Kazantzi MS, Bliziotis IA. Comparison of utility of blood cultures from intravascular catheters and peripheral veins: a systematic review and decision analysis. J Med Microbiol 2008; **57** (Pt 1): 1-8
10) Rodríguez L, Ethier MC, Phillips B, et al. Utility of peripheral blood cultures in patients with cancer and suspected blood stream infections: a systematic review. Support Care Cancer 2012; **20:** 3261-3267
11) Snydman DR, Murray SA, Kornfeld SJ, et al. Total parenteral nutrition-related infections: prospective epidemiologic study using semiquantitative methods. Am J Med 1982; **73**: 695-699

2. FN の治療

解説 1：FN の経験的治療

感染症の診断と治療のためには起因微生物や感染部位の同定が重要なことは好中球減少患者においてもあてはまる．しかし，好中球減少状態では炎症反応が乏しいため，感染巣が不明瞭で発熱以外の臨床症状に乏しいことが多い．また，好中球減少患者は同時に血小板減少を合併することが多いため，感染巣が同定されても侵襲的な検査ができず，起因菌同定が困難なことも少なくない．FN のなかでも最も重篤な敗血症の検査として血液培養があるが，その陽性率は必ずしも高くなく，また結果が出るまでに日数を要する．好中球減少を有する敗血症患者の後方視的解析では最初の血液培養後の治療開始時期と最終的な予後には相関があり，治療が遅れるとグラム陰性菌（Gram-negative bacteria：GNB）敗血症で患者の予後が悪化することが明らかとなっている．たとえば，大腸菌敗血症の場合は 48 時間以内に適切な抗菌薬が投与開始されなければ 30%[1,2]，緑膿菌敗血症にいたっては 70%が死亡していた[1,3]．これは血液培養がたとえ適切なタイミングで実施されたとしても，結果を得た時点から抗菌薬を投与したのでは多くの患者は救命できないことを意味する．以上を背景に 1970 年代から好中球減少者の発熱に対し緑膿菌を含む GNB を抗菌スペクトラムに含む広域抗菌薬の経静脈投与が推奨されてきた[4]．重要な点は，血液培養を行ったあと，その結果を待たずに迅速に殺菌性の抗菌薬を選択することで，これを経験的治療（empiric therapy）と呼ぶ．当初は多くの β-ラクタム薬は緑膿菌に対する MIC は単独では不十分であり，相加・相乗効果を期待して 2 種類の β-ラクタム薬やアミノグリコシドとの併用療法が行われた[5]．1980 年代に入り GNB に強い抗菌力を有する，いわゆる第 3・第 4 世代のセファロスポリンやカルバペネムの登場により，β-ラクタム薬の単独療法が可能となった[6,7]．

経静脈治療としてセフェム系薬のセフェピム[8]，セフタジジム[9]，カルバペネム系薬のイミペネム/シラスタチン[10]，メロペネム[11]，もしくはペニシリン系薬のタゾバクタム/ピペラシリン[12]を使用する．セフタジジムは腸内細菌科の好気性グラム陰性桿菌に対する耐性化が進んでいることに留意する．わが国では抗緑膿菌作用を有する β-ラクタム薬としてセフピロム，セフォゾプラン，ビアペネム，パニペネム/ベタミプロン，ドリペネムなどがあり，前出の薬剤と比較し臨床的知見の集積は少ないが同等の効果があると推測される（表 1）．

FN に対する初期治療としてアミノグリコシドもしくは抗 MRSA（メチシリン耐性黄色ブドウ球菌）薬を併用することは推奨されない（CQ4 参照：p.32）．アミノグリコシドの併用は①敗血症や肺炎などの重症感染症，②緑膿菌感染の既往や壊疽性膿瘡などの重症感染症，③各施設の分離菌のアンチバイオグラムや過去の培養結果から耐性の GNB が原因菌として疑われる場合に行う[7]．抗 MRSA 薬の併用は，①血行動態が不安定な重症感染症，②血液培養でグラム陽性菌を認めその感受性が判明するまで，③重症のカテーテル感染が疑われる場合，④皮膚・軟部組織感染症，⑤MRSA あるいはペニシリン耐性肺炎球菌を保有している，⑥フルオロキノロン系薬の予防投与がなされた患者で重症の粘膜炎を伴う場合に行う[7]．経験的に抗 MRSA 薬を併用した場合，グラム陽性菌が検出されなければ 2～3 日で中止する．

近年，第 3 世代セフェム系薬を分解する基質特異性拡張型 β-ラクタマーゼ（ESBL）やカルバペネム系薬を分解するメタロ β-ラクタマーゼ産生菌など多剤耐性菌が出現している．FN の起因菌に対する各種抗菌薬の感受性は施設間格差が大きいため，施設での臨床分離菌の感受性（ア

表1　経験的治療に用いる抗菌薬の用法用量

日本でFNに対する保険適用がある薬剤
セフェピム　1回2g　8時間毎　静注（ただし，保険適用は1日量4gまで） メロペネム　1回1g　8時間毎　静注 タゾバクタム/ピペラシリン　1回4.5g　6時間毎　静注
日本でFNに対する保険適用はないが，十分なエビデンスが集積されている薬剤
イミペネム/シラスタチン　1回0.5g　6時間毎　静注 セフタジジム　1回1g　6時間毎　静注
日本でFNに対する保険適用はなく，エビデンスも集積途上であるが，日常臨床で使用されている薬剤
セフピロム　1回2g　12時間毎　静注 セフォゾプラン　1回1g　6時間毎　静注　もしくは1回2g　12時間毎　静注 ビアペネム　1回0.6g　12時間毎　静注　もしくは1回0.3g　6～8時間毎　静注 パニペネム/ベタミプロン　1回0.5g　6時間毎　静注 ドリペネム　1回1g　8時間毎　静注

ンチバイオグラム）を参考に抗菌薬を選択する．

腸内や口腔，皮膚，泌尿生殖器には偏性嫌気性菌が常在している．好中球減少性腸炎，肛門周囲感染症など局所症状を伴う場合は，*Bacteroides* 属などの偏性嫌気性菌に抗菌作用を持つタゾバクタム/ピペラシリン，カルバペネム系薬，セファロスポリン系薬とクリンダマイシンの併用を行うなど，感染部位に好発する微生物を考慮して抗菌薬を選択する．

これらの研究は主として高リスクの造血器腫瘍を対象とした研究に基づく．低リスクのFNで敗血症や肺炎の可能性が乏しい場合は経口抗菌薬による治療も考慮される（CQ5参照：p.35）．

文献

1）Schimpff SC. Fever and neutropenia: an historical perspective. Textbook of Febrile Neutropenia, Rolston KVI, Rubenstein EB (eds), Martin Dunits, London, 2001: p.1-26

2）Bodey GP, Elting L, Kassameli H, Lim BP. Escherichia coli bacteremia in cancer patients. Am J Med 1986; **81** (Suppl 1): 85-95

3）Bodey GP, Jadeja L, Elting L. Pseudomonas Bacteremia. retrospective analysis of 410 episodes. Arch Intern Med 1985; **145**: 1621-1629

4）Pizzo PA. Management of fever in patients with cancer and treatment-induced neutropenia. N Engl J Med 1993; **328**: 1323-1332

5）Schimpff S, et al. Empiric therapy with carbenicillin and gentamicin for febrile patients with cancer and granulocytopenia. N Engl J Med 1971; **284**: 1061-1065

6）Hughes WT, Armstrong D, Bodey GP, et al. 2002 guidelines for the use of antimicrobial agents in neutropenic patients with cancer. Clin Infect Dis 2002; **34**: 730-751

7）Freifeld AG, Bow EJ, Sepkowitz KA, et al. Clinical Practice Guideline for the Use of Antimicrobial Agents in Neutropenic Patients with Cancer: 2010 Update by the Infectious Diseases Society of America. Clin Infect Dis 2011; **52**: e56-e93

8）Yamamura D, Gacalp R, Carlisle P, et al. Open randomized study of cefepime versus piperacillin-gentamicin for treatment of febrile neutropenic cancer patients. Antimicrob Agents Chemother 1997; **41**: 1704-1708

9）Pizzo P, Hathorn, Hiemenz J, et al. A randomized trial comparing ceftazidime alone with combination antibiotic therapy in cancer patients with fever and neutropenia. N Engl J Med 1986; **315**: 552-558

10）Leyland MJ, Bayston KF, Cohen J, et al. A comparative study of imipenem versus piperacillin plus gentamicin in the initial management of febrile neutropenic patients with haematological malignancies. J Antimicrob Chemother 1992; **30**: 843-854

11) Feld R, DePauw B, Berman S, et al. Meropenem versus ceftazidime in the treatment of cancer patients with febrile neutropenia: a randomized, double-blind trial. J Clin Oncol 2000; **18**: 3690-3698

12) Bow EJ, Rotstein C, Noskin GA, et al. A randomized, open-label, multicenter comparative study of the efficacy and safety of piperacillin-tazobactam and cefepime for the empirical treatment of febrile neutropenic episodes in patients with hematologic malignancies. Clin Infect Dis 2006; **43**: 447-459

解説 2：多剤耐性菌の感染対策

a. 多剤耐性菌の疫学

1980 年代後半頃からメチシリン耐性黄色ブドウ球菌（MRSA）やバンコマイシン耐性腸球菌（VRE）などの多剤耐性グラム陽性球菌の拡散が問題視されていたが，2000 年代以降には基質特異性拡張型 β-ラクタマーゼ（ESBL）産生菌やカルバペネム耐性腸内細菌目細菌（CRE）などの多剤耐性グラム陰性桿菌（MDR-GNR）の検出頻度も世界的に増加し，重要な公衆衛生学的課題として認識されるにいたっている．多剤耐性菌，特に MDR-GNR に有効な新規抗菌薬の開発は世界的に停滞していたが，近年では ESBL やカルバペネマーゼ（メタロ β-ラクタマーゼを除く）などの広域 β-ラクタマーゼに阻害活性を有する新規 β-ラクタマーゼ阻害薬を配合した β-ラクタム系抗菌薬が臨床で使用可能となり，そのひとつであるイミペネム/レレバクタムは国内でも承認を受けている[1]．

厚生労働省院内感染対策サーベイランス事業（JANIS）の 2021 年の公開情報を参照すると，国内の入院患者から検出された黄色ブドウ球菌の 46.0％が MRSA であり，減少傾向にあるものの，依然として高率である．VRE に関しては，*Enterococcus faecium* のバンコマイシン耐性率は地域差・施設差が大きいながらも 2021 年には全国集計でも 2.6％と徐々に増加しており注意を要する．また，主に ESBL 産生と関連した腸内細菌目細菌の第 3 世代セファロスポリン耐性は 2000 年代以降持続的に増加しており，特に大腸菌においてその傾向が顕著であり，また，キノロン耐性の頻度も高い（2021 年のセフォタキシム耐性率が 26.8％，レボフロキサシン耐性率が 40.4％）．日本は欧米に比べて CRE の検出頻度は低く，主要な腸内細菌目細菌におけるメロペネム耐性率は 1％未満であるが，悪性腫瘍患者を含めた院内伝播の事例も報告されているので施設内・地域内の動向には注意を要する[2]．緑膿菌のメロペネム耐性率は経年的に低下傾向にあり（2021 年 10.3％），かつて国内の MDR-GNR のなかで最重要視されていた多剤耐性緑膿菌の検出頻度も減少傾向にある．

b. 多剤耐性菌が FN 診療に与える影響

多剤耐性菌が増加しているからといってすべての FN 患者に対してカルバペネム系抗菌薬や併用療法を適用してしまうと，さらに高度の耐性菌の増加を招くという悪循環に陥りかねない．好中球減少を伴う造血器腫瘍患者の菌血症症例を対象とした多施設研究では，血圧低下や意識障害，人工呼吸管理の必要性などを有することが 30 日以内の死亡を含めた重篤な転帰の有意なリスク因子となっていたのに対して，経験的治療の段階での起因菌カバーの有無はリスク因子ではなかった[3]．同種造血幹細胞移植レシピエントの好中球減少中の菌血症を対象とした報告でも，起因菌が ESBL 産生菌であった場合において経験的治療にセフェピム（ESBL 産生菌に活性を有さない）を用いることは予後不良とは関連していなかった（ただし，全例が比較的軽症の菌血症であった）[4]．また，悪性腫瘍患者において，ESBL 産生菌や多剤耐性緑膿菌の保菌はその後の同一の耐性菌による感染症の発症リスクを高めることが報告されている[5,6]．以上から，経験的治療の段階で多剤耐性菌を考慮した治療を行うか否かは感染症の重症度や多剤耐性菌の保菌の有無などを総合的に検討して個別に判断することが適切であろう．一方で，菌血症症例において耐性菌の関与を早期に診断し，それをカバーする標的治療を行うことは予後改善につながることが期待される．近年では，血液培養陽性サンプルに対して耐性遺伝子検出を行うマルチプレックス遺伝子検査も上市されており，導入施設においては早期診断の一助となりうる[7]．

C. 多剤耐性菌拡散を防止するための対策

医療機関における多剤耐性菌の拡散防止策は「抗菌薬の適正使用」と「標準予防策・経路別予防策の遵守」が二本の柱となる．

抗菌薬適正使用の観点からは，感染症の治療に用いる抗菌薬を治癒が可能な範囲で「できるだけ短い期間，できるだけ狭域の薬剤」とすることが望ましい．好中球減少患者を含めた高度免疫不全患者は感染症の重症化リスクが高いが，一定の条件を満たした患者では早期に抗菌薬の投与を中止することが可能であることを示唆する研究結果が報告されている[8]．また，前述の遺伝子診断技術や抗菌薬適正使用支援チームとの協力により悪性腫瘍患者の抗菌薬使用量の削減が可能となることが期待される[7]．

標準予防策のなかでも，患者の診察・ケアの前後などにおける確実な手指衛生の実施は多剤耐性菌拡散防止策の根幹である．医療機関全体での手指衛生の遵守率の向上が多剤耐性菌の拡散防止に貢献することは数多くの研究で報告されており，逆に，多剤耐性菌アウトブレイクが手指衛生の遵守率の低下に関連して発生することもしばしば経験される[9]．多剤耐性菌が検出された患者は個室隔離のうえで接触予防策を適用し，患者エリアに入る医療従事者は手袋・ガウンを着用し，聴診器や血圧計などの医療器具はできるだけ患者専用とすることが望ましい．近年では特に手指衛生の遵守率が高い医療機関では，MRSAやESBL産生菌の保菌者に対して個室隔離や接触予防策を中止しても院内伝播リスクが上昇しなかったとする報告もあるが，感染症発症と重症化のリスクが高い悪性腫瘍患者に対する適用には慎重となるのが妥当であろう[10,11]．

多剤耐性菌保菌の有無を調べるための積極的監視培養については，多剤耐性菌の獲得リスクが高い病歴（近い時期の海外入院歴など）がある場合や，病棟・医療機関でのアウトブレイクの状況において医療機関の感染対策部門の方針に沿って実施を検討する[2,12]．その際には，対象となる多剤耐性菌を微生物検査室に伝達し，適切な選択培地を使用する必要がある．

文献

1） Bush K, Bradford PA. Interplay between β-lactamases and new β-lactamase inhibitors. Nat Rev Microbiol 2019; **17**: 295-306

2） Harada S, Aoki K, Ohkushi D, et al. Institutional outbreak involving multiple clades of IMP-producing Enterobacter cloacae complex sequence type 78 at a cancer center in Tokyo, Japan. BMC Infect Dis 2021; **21**: 289

3） Zimmer AJ, Stohs E, Meza J, et al. Bloodstream infections in hematologic malignancy patients with fever and neutropenia: are empirical antibiotic therapies in the United States still effective? Open Forum Infect Dis 2022; **9**: ofac240

4） Ogura S, Kimura M, Takagi S, et al. Characteristics of Gram-negative bacteremia during febrile neutropenia among allogeneic hematopoietic stem cell transplant recipients on levofloxacin prophylaxis. Eur J Clin Microbiol Infect Dis 2021; **40**: 941-948

5） Alevizakos M, Karanika S, Detsis M, et al. Colonisation with extended-spectrum β-lactamase-producing Enterobacteriaceae and risk for infection among patients with solid or haematological malignancy: a systematic review and meta-analysis. Int J Antimicrob Agents 2016; **48**: 647-654

6） Nesher L, Rolston KV, Shah DP, et al. Fecal colonization and infection with Pseudomonas aeruginosa in recipients of allogeneic hematopoietic stem cell transplantation. Transpl Infect Dis 2015; **17**: 33-38

7） Buss BA, Baures TJ, Yoo M, et al. Impact of a multiplex PCR assay for bloodstream infections with and without antimicrobial stewardship intervention at a cancer hospital. Open Forum Infect Dis 2018; **5**: ofy258

8） Imlay H, Laundy NC, Forrest GN, et al. Shorter antibiotic courses in the immunocompromised: the impossible dream? Clin Microbiol Infect 2023; **29**: 143-149

9） Kovacs-Litman A, Muller MP, Powis JE, et al. Association between hospital outbreaks and hand hygiene: insights from electronic monitoring. Clin Infect Dis 2021; **73**: e3656-e3660

10） Martin EM, Colaianne B, Bridge C, et al. Discontinuing MRSA and VRE contact precautions: defining hospital characteristics and infection prevention practices predicting safe de-escalation. Infect Control Hosp Epidemiol 2022; **43**: 1595-1602

11） Maechler F, Schwab F, Hansen S, et al. Contact isolation versus standard precautions to decrease acquisition of extended-spectrum β-lactamase-producing Enterobacterales in non-critical care wards: a cluster-randomised crossover trial. Lancet Infect Dis 2020; **20**: 575-584

12） Hayakawa K, Mezaki K, Sugiki Y, et al. High rate of multidrug-resistant organism colonization among patients hospitalized overseas highlights the need for preemptive infection control. Am J Infect Control 2016; **44**: e257-e259

CQ4

重症化するリスクが高いFN患者に対して，β-ラクタム薬の単剤治療は推奨されるか？

推奨

●**FNに対する初期治療として抗緑膿菌活性を有するβ-ラクタム薬の単剤治療が推奨される．**
［推奨の強さ：1，合意率：96.8%，エビデンスレベルA］

解説

MASCCスコアが20点以下の高リスクのFNに対する初期治療として抗緑膿菌作用を有するβ-ラクタム薬の単剤治療の有用性は確立されているが，薬剤耐性のグラム陰性桿菌やグラム陽性球菌の増加が問題になるケースもある．本CQでは高リスクのFNの初期治療において，β-ラクタム薬単剤療法がアミノグリコシドや抗MRSA薬との併用療法と比べて有効かどうか，またどのようなときに併用療法を考慮すべきかについて検討する．

FNに対してβ-ラクタム薬単剤とβ-ラクタム薬＋アミノグリコシド併用療法を比較したシステマティックレビューでは，両群間の全死亡率に有意差は認められず，併用療法のほうが腎機能障害などの毒性が多く出現した[1]．このシステマティックレビューには抗緑膿菌活性のないセフェム系抗菌薬＋アミノグリコシド系抗菌薬の臨床試験が含まれているという問題点があるが，抗緑膿菌活性のあるβ-ラクタム薬と同一のβ-ラクタム薬＋アミノグリコシド併用療法を比較したサブグループ解析でも，両群間の全死亡率に有意差は認めなかった．さらに敗血症治療のβ-ラクタム薬単剤とβ-ラクタム薬＋アミノグリコシド併用療法を比較したシステマティックレビューでも，両群間の全死亡率に有意差は認めず，併用群に腎機能障害が多く出現した[2]．以上より，FNに対する初期治療として，すべての症例にアミノグリコシドを併用することは推奨されず，β-ラクタム薬の単剤治療が推奨される．

ただし近年，セフタジジムのグラム陰性桿菌に対する感受性率の低下や，基質特異性拡張型β-ラクタマーゼ（ESBL）産生菌やカルバペネム耐性腸内細菌目細菌（CRE）などの多剤耐性グラム陰性菌が問題視されており，各施設の分離菌のアンチバイオグラムを考慮して抗菌薬を選択する必要がある．ESBL産生菌に対してセファロスポリン系抗菌薬の有効性は限られる．また，敗血症性ショックなどの重症感染症ではβ-ラクタム薬＋アミノグリコシド系抗菌薬併用療法のほうがβ-ラクタム単剤治療よりも死亡率が低かったという観察研究もある[3]．そのため，以下の状況ではβ-ラクタム薬＋アミノグリコシド系抗菌薬併用療法を考慮することが，IDSAおよびNCCNガイドラインでも言及されている．

①敗血症性ショックや肺炎などの重症感染症
②緑膿菌感染の既往や壊疽性膿瘡など緑膿菌感染のリスクが高い場合
③各施設の分離菌のアンチバイオグラムや過去の培養結果から耐性のグラム陰性菌が原因微

生物として疑われる場合

また，β-ラクタム薬＋アミノグリコシド系抗菌薬併用療法とβ-ラクタム薬＋シプロフロキサシン併用療法を比較したメタアナリシスでは全死亡率と治療成功率に差は認めず，腎障害などの有害事象も同等であったという報告がある[4]．当該施設におけるフルオロキノロン耐性菌の出現頻度が低く，フルオロキノロンが予防投与されていなければ，シプロフロキサシン（1回300 mg，1日2回静注）をアミノグリコシドの代替として考慮してもよい．

β-ラクタム薬＋グリコペプチド系抗菌薬（バンコマイシンまたはテイコプラニン）併用療法に関してはアミノグリコシドとの併用療法よりもエビデンスが少ない．FNの初期治療としてβ-ラクタム薬単剤とβ-ラクタム薬＋グリコペプチド系抗菌薬（バンコマイシンまたはテイコプラニン）併用療法を比較したメタアナリシスのサブグループ解析では，両群間の全死亡率に有意差は認められず，併用療法のほうが腎機能障害などの毒性が多く出現した[5]．そのため，バンコマイシンなどの抗MRSA薬を治療開始時から併用することは，MRSAなどの薬剤耐性グラム陽性球菌が強く疑われる状況においてのみ考慮する．IDSAおよびNCCNガイドラインで言及されている抗MRSA薬の投与を検討する状況としては以下のものがある[6,7]．

①血行動態が不安定な重症感染症
②血液培養でグラム陽性菌を認め，その感受性が判明するまで
③重症のカテーテル感染症が疑われる場合
④皮膚・軟部組織感染症
⑤MRSA，ペニシリンあるいはセファロスポリン耐性肺炎球菌を保有している場合
⑥即時型のペニシリンアレルギーを有している場合（シプロフロキサシン，クリンダマイシン（もしくはアズトレオナム）とともにバンコマイシンを併用する．）
⑦フルオロキノロン予防投与下で発症した重症粘膜炎で，かつセフタジジムが初期治療として選択された場合

経験的に抗MRSA薬を併用した場合，グラム陽性菌が検出されなければ2～3日で中止する．

リネゾリドは，FNの治療においてバンコマイシンと比較して治療成功率や死亡率に差はないが，解熱までの期間が有意に短縮されたとの報告がある[8]．しかし，長期の使用では骨髄抑制が問題となる．ダプトマイシンは担がん患者のグラム陽性菌血流感染症においてバンコマイシンよりも有用であったとの報告があるが[9]，FN初期治療に関するエビデンスは乏しい．リネゾリドおよびダプトマイシンの併用については，バンコマイシン耐性腸球菌（VRE）の感染が疑われるなど限定された状況においてのみ検討すべきと考えられる．

文献

1） Paul M, Dickstein Y, Schlesinger A, Grozinsky-Glasberg S, et al. Beta-lactam versus beta-lactam-aminoglycoside combination therapy in cancer patients with neutropenia. Cochrane Database Syst Rev 2013; (6): CD003038
2） Paul M, Lador A, Grozinsky-Glasberg S, et al. Beta lactam antibiotic monotherapy versus beta lactam-aminoglycoside antibiotic combination therapy for sepsis. Cochrane Database Syst Rev 2014; (1): CD003344
3） Kumar A, Zarychanski R, Light B, et al. Early combination antibiotic therapy yields improved survival compared with monotherapy in septic shock: a propensity-matched analysis. Crit Care Med 2010; **38**: 1773-1785
4） Bliziotis IA, Michalopoulos A, Kasiakou SK, et al. Ciprofloxacin vs an aminoglycoside in combination with a beta-lactam for the treatment of febrile neutropenia: a meta-analysis of randomized

controlled trials. Mayo Clin Proc 2005; **80**: 1146

5）Paul M, Dickstein Y, Borok S, et al. Empirical antibiotics targeting Gram-positive bacteria for the treatment of febrile neutropenic patients with cancer. Cochrane Database Syst Rev 2014; (1): CD003914

6）Freifeld AG, Bow EJ, Sepkowitz KA, et al. Clinical practice guideline for the use of antimicrobial agents in neutropenic patients with cancer: 2010 update by the Infectious Diseases Society of America. Clin Infect Dis 2011; **52**: e56-e93

7）NCCN Clinical Practice Guidelines in Oncology: prevention and treatment of cancer-related infections (Version 1.2021)

8）Jaksic B, Martinelli G, Perez-Oteyza J, et al. Efficacy and safety of linezolid compared with vancomycin in a randomized, double-blind study of febrile neutropenic patients with cancer. Clin Infect Dis 2006; **42**: 597

9）Chaftari AM, Hachem R, Mulanovich V, et al. Efficacy and safety of daptomycin in the treatment of Gram-positive catheter-related bloodstream infections in cancer patients. Int J Antimicrob Agents 2010; **36**: 182-186

CQ5

重症化するリスクが低いFN患者に対して，外来治療は可能か？

推奨

- **FN時にただちに重症化のリスク評価を行い，低リスクのFN患者であれば，経口抗菌薬による外来治療は可能である．**
  ［推奨の強さ：2，合意率：93.5%，エビデンスレベルB］

解説

FN患者の標準的管理法は入院での経静脈治療であるが，FN時にただちに診察を含む重症化のリスク評価を行い，低リスクと判断された患者については，外来治療が代替となるか否か検討されてきた．重症化するリスクが低いFN患者では，治療の失敗率，死亡率ともに外来治療は入院治療と有意差がないことが，6つの研究を解析したメタアナリシスで示されている[1]．これら6つの研究では，死亡率，重症化率，初期治療成功率の評価項目について，外来治療は入院治療と有意差を認めなかった[2~7]．また，2018年のASCO/IDSAガイドラインでも，重症化するリスクが低いFN患者を対象とした外来治療と入院治療とを比較した研究を用いてシステマティックレビューを行った結果，同等の有効性が示されている[8]．

ただし，重症化するリスクが低いFN患者を正確に選別する評価方法はなく，低リスクと考えられたFN患者の9%がその後重症化したとの報告[2]もあるため，抗菌薬の初回投与後は外来で全身状態を一定時間観察し，その後の外来治療中も十分な経過観察が必要である[8]．また，RCTとして行われた研究は，対象患者や治療法にばらつきがあるため，FN患者の外来治療を検討する際は，①急変時の診療体制の整備，②患者が指示に従って来院できる，③来院に要する時間，④同居者・介護者の有無，⑤本人の意向なども勘案する[8]．

重症化するリスクが低いFN患者に対して，フルオロキノロンの予防投与を受けていない場合，シプロフロキサシン＋アモキシシリン/クラブラン酸の経口抗菌薬治療とセフタジジム単剤療法，タゾバクタム/ピペラシリン＋ゲンタマイシン併用療法，セフトリアキソン＋アミカシン併用療法などの経静脈抗菌薬治療が比較され，同等の治療効果が示された[5,9,10]．また，複数のメタアナリシスにおいても，経口抗菌薬治療は，経静脈抗菌薬治療と比較して，治療失敗率や死亡率に有意差を認めなかった[1,11]．これらの結果から，重症化するリスクが低いFN患者に対して，経口抗菌薬は治療の選択肢となりうる．ただし，これらの研究は低リスク症例を対象としたものであり，FN発症時に十分な診察を行って低リスクであることの確認が必要である．

これまで十分検討されている経口抗菌薬治療には，シプロフロキサシン（NCCNガイドラインでは500～750mgを12時間毎投与）とアモキシシリン/クラブラン酸（NCCNガイドラインでは875mg/125mgを12時間毎投与）の併用療法がある[12]．日本の保険診療で認められているのは，シプロフロキサシン 200 mg を 1 日 3 回投与，アモキシシリン/クラブラン酸（250 mg/125 mg）を 1 日 3〜4 回投与であり，海外の報告とは用法用量が異なる．

フルオロキノロン単剤療法については，シプロフロキサシンやオフロキサシンが，経静脈抗菌薬治療との比較で同等の有効性が報告されたが[13,14]，シプロフロキサシンはグラム陽性菌に対する抗菌活性が低く単剤療法は推奨されない．モキシフロキサシン単剤は，シプロフロキサシン＋アモキシシリン/クラブラン酸併用療法との比較で，同等の治療成功率と有害事象が少ないことが示されたが，緑膿菌に対しての抗菌活性がやや低く，微生物学的な治療失敗率は 2 剤併用療法よりも高かった[15,16]．レボフロキサシンは，シプロフロキサシンと比較してグラム陽性菌に対する抗菌活性が高いため日常診療で用いられることが多く，いまだ十分に検証されていないものの，重症化するリスクが低い FN 患者に対するレボフロキサシン単剤（500 mg 1 日 1 回投与）の有効性を示唆する報告もある[17,18]．

以上より，広域経口抗菌薬治療としてフルオロキノロン単剤療法はエビデンスが十分でなく，経口抗菌薬治療としてシプロフロキサシン＋アモキシシリン/クラブラン酸併用（またはレボフロキサシン）が推奨される．しかし，病態や過去の細菌培養の結果，各地域・施設の起因菌・耐性菌の状況に応じて選択する．また，経口抗菌薬治療には費用の低減，留置静脈アクセスが不要といった利点がある一方で，低リスクであっても外来で経口抗菌薬治療を行った患者の 15〜20% では初期治療が奏効せず入院治療が必要となる点[3]や，消化器症状などの有害事象のために治療変更を要する割合が経静脈抗菌薬治療群よりも有意に高い点に留意する[11]．

重症化するリスクが低い FN 患者に対して経口抗菌薬治療は可能だが，FN 時にただちに担当医が重症化のリスク評価を行い低リスクかどうか確認すること，治療開始後も注意深い観察を行うこと，という条件のもとで慎重に行うべきである．

文献

1） Teuffel O, Ethier MC, Alibhai SMH, et al. Outpatient management of cancer patients with febrile neutropenia: a systematic review and meta-analysis. Ann Oncol 2011; **22**: 2358-2365

2） Talcott JA, Yeap BY, Clark JA, et al. Safety of early discharge for low-risk patients with febrile neutropenia: a multicenter randomized controlled trial. J Clin Oncol 2011; **29**: 3977-3983

3） Elting LS, Lu C, Escalante CP, et al. Outcomes and cost of outpatient or inpatient management of 712 patients with febrile neutropenia. J Clin Oncol 2008; **26**: 606-611

4） Girmenia C, Russo E, Carmosino I, et al. Early hospital discharge with oral antimicrobial therapy in patients with hematologic malignancies and low-risk febrile neutropenia. Ann Hematol 2007; **86**: 263-270

5） Innes HE, Smith DB, O'Reilly SM, et al. Oral antibiotics with early hospital discharge compared with in-patient intravenous antibiotics for low-risk febrile neutropenia in patients with cancer: a prospective randomised controlled single centre study. Br J Cancer 2003; **89**: 43-49

6） Hidalgo M, Hornedo J, Lumbreras C, et al. Outpatient therapy with oral ofloxacin for patients with low risk neutropenia and fever: a prospective, randomized clinical trial. Cancer 1999; **85**: 213-219

7） Malik IA, Khan WA, Karim M, et al. Feasibility of outpatient management of fever in cancer patients with low-risk neutropenia: results of a prospective randomized trial. Am J Med 1995; **98**: 224-231

8） Taplitz RA, Kennedy EB, Bow EJ, et al. Outpatient management of fever and neutropenia in adults treated for malignancy: American Society of Clinical Oncology and Infectious Diseases Society of America Clinical Practice Guideline Update. J Clin Oncol 2018; **36**: 1443-1453

9) Freifeld A, Marchigiani D, Walsh T, et al. A double-blind comparison of empirical oral and intravenous antibiotic therapy for low-risk febrile patients with neutropenia during cancer chemotherapy. N Engl J Med 1999; **341**: 305-311
10) Kern WV, Cometta A, De Bock R, et al. Oral versus intravenous empirical antimicrobial therapy for fever in patients with granulocytopenia who are receiving cancer chemotherapy. International Antimicrobial Therapy Cooperative Group of the European Organization for Research and Treatment of Cancer. N Engl J Med 1999; **341**: 312-318
11) Rivas-Ruiz R, Villasis-Keever M, Miranda-Novales G, et al. Outpatient treatment for people with cancer who develop a low-risk febrile neutropaenic event. Cochrane Database Syst Rev 2019; (3): CD009031
12) NCCN Clinical Practice Guidelines in Oncology: prevention and treatment of cancer-related infections
https://www.nccn.org/professionals/physician_gls/pdf/growthfactors.pdf
13) Petrilli AS, Dantas LS, Campos MC, et al. Oral ciprofloxacin vs. intravenous ceftriaxone administered in an outpatient setting for fever and neutropenia in low-risk pediatric oncology patients: randomized prospective trial. Med Pediatr Oncol 2000; **34**: 87-91
14) Malik IA, Abbas Z, Karim M. Randomised comparison of oral ofloxacin alone with combination of parenteral antibiotics in neutropenic febrile patients. Lancet 1992; **339**: 1092-1096. Erratum in: Lancet 1992; **340**: 128
15) Kern WV, Marchetti O, Drgona L, et al. Oral antibiotics for fever in low-risk neutropenic patients with cancer: a double-blind, randomized, multicenter trial comparing single daily moxifloxacin with twice daily ciprofloxacin plus amoxicillin/clavulanic acid combination therapy--EORTC infectious diseases group trial XV. J Clin Oncol 2013; **31**: 1149-1156
16) Rolston KV, Frisbee-Hume SE, et al. Oral moxifloxacin for outpatient treatment of low-risk, febrile neutropenic patients. Support Care Cancer 2010; **18**: 89-94
17) He L, Zhou C, Zhao S, et al. Once-daily, oral levofloxacin monotherapy for low-risk neutropenic fever in cancer patients: a pilot study in China. Anticancer Drugs 2015; **26**: 359-362
18) Mogi A, Sasaki H, Nakashima Y, et al. Efficacy of oral levofloxacin monotherapy against low-risk FN in patients with malignant lymphoma who received chemotherapy using the CHOP regimen. J Clin Exp Hematop 2020; **60**: 73-77

CQ6

初期治療で解熱したが好中球減少が持続する場合，抗菌薬のdiscontinuationは可能か？

推奨

- **末梢血好中球数が500/μLに回復する以前に解熱し，全身状態が安定していれば抗菌薬のdiscontinuationが可能である．しかし抗菌薬の中止・変更後，発熱の再燃に対しては迅速な対応が求められる．**

［推奨の強さ：2，合意率：1回目58.1%，2回目100.0%，エビデンスレベルB］

解説

広域抗菌薬の長期使用は薬剤耐性菌の出現や新たな感染のリスクを伴うため，FN診療においても解熱後にいったん開始された抗菌薬の中止（discontinuation）や，広域抗菌薬から狭域抗菌薬への変更（de-escalation）はantimicrobial stewardshipの観点から重要な課題であった．抗菌薬の長期投与を回避することにより，耐性菌や *Clostridioides difficile* ならびに真菌などの難治性感染症合併のリスク低減につながる可能性がある．変更（de-escalation）に関する研究はほとんど行われていないため十分なエビデンスがないことより，本項では主に中止（discontinuation）について解説する．

FN治療により解熱したときに，好中球数が500/μL以上に回復していれば抗菌薬投与は中止できるが，IDSA（Infectious Diseases Society of America）やESMO（European Society for Medical Oncology）のガイドラインでは，好中球数が500/μLに到達するまでFN治療を続行することが推奨されてきた[1,2]．RCTとして，FN治療の中止時期を，好中球数500/μLに回復した時点と，好中球数が500/μLに回復していなくとも解熱および臨床症状が改善した時点の2群に振り分け，発熱の再燃，新たな感染症の発症および死亡率の上昇を指標に比較した結果，有意差を認めなかった報告がある[3]．その後FNにおいて安全かつ有効な抗菌薬の適切な投与期間を検討した大規模なhistorical cohort研究[4]では，ECIL-4（Fourth European Conference on Infections in Leukaemia）提唱のガイドライン[5]に従い早期に抗菌薬投与を中止したグループ（446エピソード）と，従来の基準である好中球数回復を待って中止したグループ（512エピソード）を比較した．ECIL-4ガイドラインでは発熱の感染病巣や原因菌が不明（fever of unknown origin：FUO）の場合，少なくとも48時間解熱が持続し，72時間以上，患者の全身状態が安定していればempiricに開始された抗菌薬を中止することを可能としている．ただし抗菌薬の中止後，24時間ごとの患者のアセスメントを行い，もし発熱の再燃があれば迅速に血液培養などの細菌学的評価を実施し，empiric therapyを再開することを条件としている．その結果，血液培養陽性例は，早期抗菌薬中止グループが従来の中止タイミングのグループより多かったものの（46.9%［209/446］vs. 30.5%［156/512］，$p<0.001$），敗血症性ショック（4.7%［21/446］vs. 4.5%

[23/512], $p=0.878$) および感染症に関連するICUへの入室 (4.9% [22/446] vs. 4.1% [21/512], $p=0.424$) の頻度に差はなかった．しかし，感染症関連死は早期抗菌薬中止グループにおいて低下し (0.4% [2/446] vs. 1.8% [9/512], $p=0.058$)，抗菌薬総曝露日数も有意に減少していた (17 vs. 24, $p<0.001$)．このデータは，早期の抗菌薬中止は有効でありかつ安全であることを示唆している．これらの他にもFN治療後の抗菌薬discontinuationに関する報告がありレビューされている[6]．

感染症に対する抗菌薬の治療期間はエビデンスに基づいて，病原体と感染病巣により決定される．たとえば，好中球数が500/μL以上に回復しても，肺炎球菌による肺炎であれば7〜10日間，大腸菌による腎盂腎炎であれば7〜14日間の治療を必要とする．これらの病原体の感染が診断にいたっていない場合，治療の中断により再燃する可能性が残る．FNではしばしば血液培養が陽性になることがあるため，病原体が特定できればその病原体に推奨された抗菌薬の投与期間に従うべきである．たとえば，MRSAによる菌血症であれば，血液培養が陰性化した日から28〜42日間の治療を要する．

欧米では耐性菌の出現に警鐘を鳴らし，FNにおいても抗菌薬の選択や治療期間を慎重に考える必要性が指摘されていた[7]．わが国でもグラム陽性球菌におけるMRSAのほか，グラム陰性桿菌におけるESBL産生菌，AmpC産生菌およびカルバペネム耐性腸内細菌目細菌 (CRE) など多剤耐性菌の拡がりが認められる．解熱後早期に，予防投与としてFN発症前に使用していた経口抗菌薬 (フルオロキノロン：FQ) に戻すことを推奨する論文もあるが，FQ予防投与そのものがFQ耐性菌を誘導・選択するリスクを伴うことを示す報告もある．FNでの抗菌薬中止 (discontinuation) もしくはFN発症前に行われていた予防投薬への変更 (本項ではdiscontinuationとする) はantimicrobial stewardship実践の一環でもあるが，中止後にバイタルなどの変化を注意深く観察するとともに，発熱の再燃が認められれば再度FNとして適切な抗菌薬の選択を行い，治療を再開する準備を怠ってはならない．

本CQは，作成者により「推奨の強さ」が「1」で提案されていた．一度目の投票では意見が集束せず合意にいたらなかった．第1回投票後に議論を重ね，「推奨の強さ」の提案を「2」に変更して2度目の投票を行い，合意にいたった．

文献

1) Freifeld AG, Bow EJ, Sepkowitz KA, et al. Clinical practice guideline for the use of antimicrobial agents in neutropenic patients with cancer: 2010 update by the Infectious Diseases Society of America. Clin Infect Dia 2011; **52**: e56-e93

2) Klastersky J, de Naurois J, Rolston K, et al. Management of febrile neutropenia: ESMO clinical practice guidelines. Ann Oncol 2016; **27** (Suppl 5): v111-v118

3) Aguilar-Guisado M, Espigado I, Martín-Peña A, et al. Optimisation of empirical antimicrobial therapy in patients with haematological malignancies and febrile neutropenia (How Long study): an open-label, randomised, controlled phase 4 trial. Lancet Haematol 2017; **4**: e573-e583

4) Verlinden A, Jansens H, Goossens H at al. Safety and efficacy of antibiotic de-escalation and discontinuation in high-risk hematological patients with febrile neutropenia: a single-center experience. Open Forum Infect Dis 2021; **9**: ofab624 (eCollection 2022 Mar)

5) Averbuch D, Orasch C, Cordonnier C, et al. European guidelines for empirical antibacterial therapy for febrile neutropenic patients in the era of growing resistance: summary of the 2011 4th European Conference on Infections in Leukemia. Haematologica 2013; **98**: 1826-1835

6) Keck JM, Wingler MJB, Cretella DA. Approach to fever in patients with neutropenia: a review of diagnosis and management. Ther Adv Infect Dis 2022; **9**: 1-17
7) El Maaroufi H, Goubard A, Redjoul R, et al. Risk factors and scoring system for predicting bacterial resistance to cefepime as used empirically in haematology wards. Biomed Res Int 2015; **2015**: 945769

CQ7

初期治療開始後 3～4 日経過しても FN が持続する場合，全身状態が良好であれば，同一抗菌薬の継続が可能か？

推奨

●**広域抗菌薬による初期治療開始後 3～4 日経過して FN が持続しているものの発熱以外に所見がなく，全身状態が良好で，確認された感染症がみられない場合には，抗菌薬の変更や追加をせずに，同一抗菌薬を継続することは可能である．**

［推奨の強さ：2，合意率：87.1%，エビデンスレベル B］

解説

FN に対して広域抗菌薬開始後に 3～4 日目以降も FN が持続する場合には，血液培養や症状に応じた検査を行い，感染源や病原体を再精査することが重要である．感染臓器や病原体が確認された場合には，それに応じて治療内容を修正する．*Clostridioides difficile* 関連腸炎，カテーテル関連血流感染症（CRBSI）は比較的頻度の高い感染症である．その他，好中球減少性腸炎や肺感染症・副鼻腔炎などに注意が必要である．感染巣は不明であっても全身状態，血行動態が不安定な場合には，耐性グラム陰性菌，耐性グラム陽性菌，嫌気性菌，真菌などを念頭に，精査と並行して抗菌薬，抗真菌薬のスペクトラムを広げることを検討する．本 CQ では，これらの観察・精査を行っても確認される感染症がなく，バイタルが安定し，臓器障害もなく，全身状態良好な状況で，発熱のみ持続する場合の対応について検証した．

FN に対する初期治療開始後，解熱までの期間の中央値は 5 日と報告されており[1]，経験的な広域抗菌薬開始後 3～4 日の時点では，抗菌薬が効いていても，まだ解熱していない可能性も考えられる．持続する FN に対する抗菌薬追加の有効性を検証した無作為化比較試験はこれまでに 2 つ報告されている[2,3]．1 つ目は FN に対してタゾバクタム/ピペラシリンを開始後，72～96 時間後に発熱が持続した 165 名をバンコマイシン追加群（$n=86$）とプラセボ群（$n=79$）に割り付けした試験で，解熱率（95% vs. 92%，$p=0.52$），解熱までの期間（中央値 3.5 日 vs. 4.3 日，$p=0.75$）で両群間に差は認めなかった．全死亡率はバンコマイシン群で 12%，プラセボ群で 10%（$p=0.23$），有害事象はバンコマイシン群で 10%，プラセボ群で 4%（$p=0.14$）で，いずれも両群間で有意差は認めなかった[2,4]．もう 1 つの試験では FN に対してイミペネム/シラスタチンを開始 72～96 時間後に発熱が持続した 114 名をテイコプラニン追加群（$n=56$）とプラセボ群（$n=58$）に割り付けた．72 時間時点での解熱率は 44.6%，46.6%，全死亡率は 10.7%，6.9% でいずれも両群間で差を認めなかった[3]．これら 2 つの試験の結果を統合して検証しても，全死亡率，感染症関連死亡率，解熱率はいずれも両群間で差を認めなかった．テイコプラニンを FN に対する二次治療として使用した 53 名の患者で検証した研究ではグラム陽性菌感染症，皮膚・軟部組織感染症などグラム陽性菌感染症が証明されている症例や可能性が高い症例で高い治療反応がみられており，このような状況ではグリコペプチドなどの抗 MRSA 薬の追加を検討すべきであると考えられる[5]．二次治療としてグリコペプチドを用いる場合，バンコマイシンとテイコプラニンの有効性，毒性は同等であることが複数の RCT で示されている[6,7]．

持続する FN に対してほかの β-ラクタム系抗菌薬への変更，アミノグリコシドあるいはフルオロキノロンの追加，グリコペプチド以外の抗 MRSA 薬の追加などの二次治療の有用性を検証した前向き研究は検索されなかった．日本 FN 研究会の FN に対する初期治療としてセフェピムとセフェピム＋アミカシンを比較した臨床試験では，初期治療から 3 日目の時点で発熱が持続した場合にカルバペネムなどのほかの β-ラムタムへの切り替えや，単剤群においてはアミノグリコシドを追加するといった治療薬の変更を行った．しかし，抗菌薬の変更・追加の有用性を検証できるデザインではなかった[8]．また，初期治療後 3 日目で発熱が持続する場合にシプロフロキサシンを追加する有効性，安全性を報告した臨床試験があるが，単群試験であり追加の有用性については判断できなかった[9]．しかし，入念な評価を行っても明らかな感染症が確認できず，全身状態が良好な状況においては，活動性の感染症が悪化している状況は一般的には考えにくく，ルーチンでの β-ラクタム系抗菌薬の変更やアミノグリコシド，フルオロキノロン追加の有用性は低いと考えられる．

これらの結果，考察から，広域抗菌薬による初期治療開始後 3～4 日経過して FN が持続しているものの全身状態が良好で，確認された感染症がみられない場合には，抗菌薬の変更や追加をせずに，同一抗菌薬を継続することは可能と考えられる．

文献

1）Bow EJ, Rtstein C, Noskin GA, et al. A randomized, open-label, multicenter comparative study of the efficacy and safety of piperacillin-tazobactam and cefepime for the empirical treatment of febrile neutropenic episodes in patients with hematologic malignancies. Clin Infect Dis 2006; **43**: 447-459

2）Cometta A, Kern WV, De Bock R, et al. Vancomycin versus placebo for treating persistent fever in patients with neutropenic cancer receiving piperacillin-tazobactam monotherapy. Clin Infect Dis 2003; **37**: 382-389

3）Erjavec Z, de Vries-Hospers HG, Laseur M, et al. A prospective, randomized, double-blinded, placebo-controlled trial of empirical teicoplanin in febrile neutropenia with persistent fever after imipenem monotherapy. J Antimicrob Chemother 2000; **45**: 843-849

4）Wade JC, Glasmacher A. Vancomycin does not benefit persistently febrile neutropenic people with cancer. Cancer Treat Rev 2004; **30**: 119-126

5）Cony-Makhoul P, Brossard G, Marit G, et al. A prospective study comparing vancomycin and teicoplanin as second-line empiric therapy for infection in neutropenic patients. Br J Haematol 1990; **76** (Suppl 2): 35-40

6）Vázquez L, Encinas MP, Morín LS, et al. Randomized prospective study comparing cost-effectiveness of teicoplanin and vancomycin as second-line empiric therapy for infection in neutropenic patients. Haematologica 1999; **84**: 231-236

7）Nováková IR, Donnelly JP, Verhagen CS, De Pauw BE. Teicoplanin as modification of initial empirical therapy in febrile granulocytopenic patients. J Antimicrob Chemother 1990; **25**: 985-993

8）Tamura K, Imajo K, Akiyama N, et al. Randomized trial of cefepime monotherapy or cefepime in combination with amikacin as empirical therapy for febrile neutropenia. Clin Infect Dis 2004; **39** (Suppl 1): S15-S24

9）Matsuoka H, Tsukamoto A, Shirahashi A, et al. Efficacy of intravenous ciprofloxacin in patients with febrile neutropenia refractory to initial therapy. Leuk Lymphoma 2006; **47**: 1618-1623

CQ8

初期治療開始後 3～4 日経過しても FN が持続し，全身状態が不安定な場合にはどのような抗菌薬治療が推奨されるか？

推奨

①より広域な β-ラクタム薬への変更を検討する.
[推奨の強さ：1，合意率：71.0%，エビデンスレベル C]

②多剤耐性グラム陰性桿菌の関与の可能性がある場合（保菌患者や多剤耐性菌検出率の高い施設など）はアミノグリコシド系抗菌薬などの併用も検討する.
[推奨の強さ：1，合意率：74.2%，エビデンスレベル C]

③カテーテル関連血流感染症や軟部組織感染症などグラム陽性球菌の関与が疑われる場合には抗 MRSA 薬の併用も検討する.
[推奨の強さ：2，合意率：74.2%，エビデンスレベル C]

④β-ラクタム系抗菌薬の長時間点滴投与（prolonged infusion）も選択肢となる.
[推奨の強さ：2，合意率：96.8%，エビデンスレベル C]

解説

ここでは，全身状態が不安定な場合として，敗血症性ショックなど血行動態が不安定な状況を念頭に置いた推奨としている．ただし，そのような場合は初期治療開始 3～4 日を待たずに上記推奨内容の速やかな実施も検討する．深在性真菌症のリスクがある場合には抗真菌薬の投与についても考慮する（CQ9 参照：p.46）．FN では複数の感染症が合併している場合も多く[1]，判明している感染源に対する適切なマネジメント下でも他の感染症を合併している可能性に注意する．

初期治療開始後 3～4 日経過した時点での抗菌薬変更に関する臨床研究はなく，以下に紹介する研究は初期治療としての併用療法を評価しており，これらの結果を本 CQ にそのまま外挿できない点に注意が必要である．

敗血症と診断された際に抗菌薬投与開始までに 1 時間以上を要する場合，予後が悪化することが示されている[2]．また，FN 患者のグラム陰性桿菌血流感染症において，感受性のある抗菌薬が経験的治療のレジメンに含まれていない場合，予後が有意に悪くなることが複数の研究で報告されている[2～4]．

1983～2012 年までの 71 研究のメタアナリシスでは β-ラクタム系抗菌薬とアミノグリコシド系抗菌薬の併用は β-ラクタム系抗菌薬単剤治療と比較しても予後の改善は示されておらず[5]，多くのガイドラインで経験的治療として β-ラクタム系抗菌薬単剤治療が推奨されている．したがって，まずはより広域な β-ラクタム系抗菌薬への変更を検討する．このメタアナリシス以

表 1　FN 患者への β-ラクタム系抗菌薬の長時間点滴投与に関する研究

研究　対象	治療方法	効果	研究デザイン
スペイン (2007～2010, $n = 164$)[9] HSCT, AML 寛解導入療法	MEPM 4 時間 vs. 30 分点滴静注	5 日後治療成功率 68.4% vs. 40.9% ($p = 0.001$)	単施設後方視的観察研究
イスラエル (2015～2017, $n = 105$)[8] HSCT, AML	P/T or CAZ 4 時間 vs. 30 分点滴静注	4 日後治療反応率 74.4% vs. 55.1% ($p = 0.044$)	単施設非盲検 RCT
米国 (2011～2012, $n = 63$)[10] 成人悪性腫瘍治療中	CFPM 3 時間 vs. 30 分点滴静注	72 時間以内の解熱 67% vs. 70% ($p = 0.99$)	単施設非盲検 RCT

HSCT：造血幹細胞移植, AML：急性骨髄性白血病, MEPM：メロペネム, P/T：タゾバクタム / ピペラシリン, CAZ：セフタジジム, CFPM：セフェピム

降, 薬剤耐性菌検出率の高い地域における複数の研究で経験的治療としてのアミノグリコシド系抗菌薬などとのグラム陰性桿菌を念頭に置いた多剤併用療法は, 予後を改善する可能性が指摘されている[3,6,7]. このため特に多剤耐性グラム陰性桿菌検出率の高い施設や, 多剤耐性グラム陰性桿菌が関与する可能性が高い状況下 (保菌している場合など) ではアミノグリコシド系抗菌薬などとの併用も選択肢となる.

グラム陽性菌血流感染症に関しては FN の経験的治療においてカバーされていなくても予後が悪化しないとの報告[4]があるものの, 本 CQ のような全身状態が不安定な場合, 特にカテーテル関連血流感染症 (CRBSI)・軟部組織感染症が疑われる場合などには抗 MRSA 薬の追加を検討してもよいと考える. しかし, 併用開始前に血液培養などの培養検査を提出し, その結果が陰性であれば速やかな中止を検討する.

また, 重症患者に限定した検討ではないが, 急性骨髄性白血病への薬物療法における FN もしくは造血幹細胞移植患者における FN において β-ラクタム (9 割以上はタゾバクタム/ピペラシリン) 系抗菌薬を 4 時間かけて投与した群は 30 分投与群よりも奏効率が有意に高いことが RCT で示されている[8]. 同様に後方視的検討ではあるが, メロペネムでも 4 時間投与が 30 分投与よりも治療成功率がよいとの報告がある[9]. 一方, セフェピムを用いた少数例での検討では 72 時間以内の解熱率に有意差がなかったという報告もあり[10], メタアナリシスでも一致した結論は得られていない[11]. しかし, これらの結果からは β-ラクタム系抗菌薬の長時間投与を試すことも選択肢となりうるということがわかる (表 1). なお, この際, 初回投与は必ず通常の bolus 投与を行うことが求められる[12]. メロペネムやイミペネム/シラスタチンなどのように室温での安定性の問題から添付文書上溶解後の使用可能時間が限定されている薬剤もあり注意する.

文献

1) Nesher L, Rolston KV. The current spectrum of infection in cancer patients with chemotherapy related neutropenia. Infection. 2014; **42**: 5-13
2) Mokart D, Saillard C, Sannini A, et al. Neutropenic cancer patients with severe sepsis: need for antibiotics in the first hour. Intensive Care Med 2014; **40**: 1173-1174
3) Chumbita M, Puerta-Alcalde P, Gudiol C, et al. Impact of empirical antibiotic regimens on mortality in neutropenic patients with bloodstream infection presenting with septic shock. Antimicrob Agents Chemother 2022; **66**: e0174421
4) Martinez-Nadal G, Puerta-Alcalde P, Gudiol C, et al. Inappropriate empirical antibiotic treatment

in high-risk neutropenic patients with bacteremia in the era of multidrug resistance. Clin Infect Dis 2020; **70**: 1068-1074

5) Paul M, Dickstein Y, Schlesinger A, et al. Beta-lactam versus beta-lactam-aminoglycoside combination therapy in cancer patients with neutropenia. Cochrane Database Syst Rev 2013; (6): CD003038

6) Albasanz-Puig A, Gudiol C, Puerta-Alcalde P, et al. Impact of the inclusion of an aminoglycoside to the initial empirical antibiotic therapy for Gram-negative bloodstream infections in hematological neutropenic patients: a propensity-matched cohort study (AMINOLACTAM Study). Antimicrob Agents Chemother 2021; **65**: e0004521

7) Bucaneve G, Micozzi A, Picardi M, et al. Results of a multicenter, controlled, randomized clinical trial evaluating the combination of piperacillin/tazobactam and tigecycline in high-risk hematologic patients with cancer with febrile neutropenia. J Clin Oncol 2014; **32**: 1463-1471

8) Ram R, Halavy Y, Amit O, et al. Extended vs bolus infusion of broad-spectrum beta-lactams for febrile neutropenia: an unblinded, randomized trial. Clin Infect Dis 2018; **67**: 1153-1160

9) Feher C, Rovira M, Soriano A, et al. Effect of meropenem administration in extended infusion on the clinical outcome of febrile neutropenia: a retrospective observational study. J Antimicrob Chemother 2014; **69**: 2556-2562

10) Wrenn RH, Cluck D, Kennedy L, et al. Extended infusion compared to standard infusion cefepime as empiric treatment of febrile neutropenia. J Oncol Pharm Pract 2018; **24**: 170-175

11) Ishikawa K, Shibutani K, Kawai F, et al. Effectiveness of extended or continuous vs. bolus infusion of broad-spectrum beta-lactam antibiotics for febrile neutropenia: a systematic review and meta-analysis. Antibiotics (Basel) 2023; **12**: 1024

12) De Waele JJ, Lipman J, Carlier M, Roberts JA. Subtleties in practical application of prolonged infusion of beta-lactam antibiotics. Int J Antimicrob Agents 2015; **45**: 461-463

CQ9

初期治療開始後 3～4 日経過しても FN が持続する場合，抗真菌薬の empiric therapy と pre-emptive therapy のどちらを選択するか？

推奨

①抗糸状菌活性を有さない抗真菌薬投与下では，全身状態不良時，アスペルギルスガラクトマンナン抗原検査や CT 検査を速やかに実施できない場合には empiric therapy が優先されるが，それ以外は pre-emptive therapy が優先される．

［推奨の強さ：1，合意率：87.1%，エビデンスレベル A］

②抗糸状菌活性を有する抗真菌薬投与下では，微生物学的検査や non-culture based test，画像検査を実施するとともに交叉耐性のない抗真菌薬への変更や併用を検討する．

［推奨の強さ：2，合意率：83.9%，エビデンスレベル D］

解説

深在性真菌症（invasive fungal infection：IFI）の予後改善には早期からの治療開始が重要であり[1~3]，臨床背景や身体所見，微生物学的検査のほか，アスペルギルスガラクトマンナン抗原検査（GM 検査）や β-D-グルカン検査などの non-culture based test や画像検査なども参考にした確定診断前の治療開始が推奨されている[4]．この場合の治療戦略として，広域抗菌薬不応の発熱が続いた時点で抗真菌薬治療を開始する empiric therapy（経験的治療）と，non-culture based test や CT 所見などの臨床情報を参考に抗真菌薬治療を開始する pre-emptive therapy（早期治療）が実施されてきた．

本 CQ の empiric therapy や pre-emptive therapy が適応となる対象患者は IFI の高リスク症例であり，このような症例には，抗真菌薬の予防投与が推奨されている（CQ15 参照：p.65）．予防や治療に用いている抗真菌薬の内容によって，ブレイクスルーする IFI の傾向が異なる．本 CQ では（A）抗糸状菌活性のない抗真菌薬投与下（フルコナゾールなど），（B）抗糸状菌活性のある抗真菌薬投与下（抗糸状菌作用アゾール系抗真菌薬，エキノキャンディン系抗真菌薬，ポリエン系抗真菌薬）に分けて考える．

A）抗糸状菌活性のない抗真菌薬投与下（フルコナゾールなど）

抗糸状菌活性のない抗真菌薬投与下では侵襲性アスペルギルス症が最も問題となる[5]．表 1 に現在までに行われた empiric therapy と pre-emptive therapy の比較研究を示す[6~12]．当初 pre-emptive therapy 群での IFI 罹患率増加が懸念されたが，empiric therapy 群にも GM 抗原/PCR 検査や CT 検査を実施したところ，両群での IFI 罹患率に差がなく，生存率も変わらないことが示されている[9,11]．D-INDEX を用いた国内からの報告でも empiric therapy の開始時期を遅らせ

表 1　empiric therapy（ET 群）と pre-emptive therapy（PET 群）の比較研究

	研究　対象 研究デザイン	Pre-emptive 群 治療開始閾値	評価指標	結果	備考
①	欧州 (1998～2001)[a] [6] N = 403 同種移植　RCT	汎真菌 PCR 陽性 or 120 時間以上の広域抗菌薬不応 FN (PET 群のほうが治療開始が早い)	100 日以内の IFI 発症率	ET 群 Proven[i] 16, Probable 1 PET 群 Proven 12, Probable 4	抗真菌薬投与割合 ET 群 37%，PET 群 57% $p < 0.0001$ 30 日死亡率 ET 群 6.3%，PET 群 1.5% $p = 0.015$ (100 日死亡は差なし)
②	フランス (2003～2006)[b] [7] N = 293 造血器腫瘍患者　RCT	4 日以上の広域抗菌薬不応 FN + IFI を疑う臨床所見 or CT 所見 or GM 抗原陽性	好中球回復 2 週後生存率	ET 群 97.3% PET 群 95.1% 非劣勢	IFI ET 群 2.7%，PET 群 9.1% $p < 0.02$ 費用 ET 群 2252 ユーロ, PET 群 1475 ユーロ
③※	シンガポール (2006～2007)[c] [8] N = 52 造血器腫瘍患者　RCT	GM 抗原 2 回陽性 + IFI を疑う CT 所見	抗真菌薬投与割合	ET 群 11 例 PET 群 9 例 $p = 0.57$	12 週生存率 ET 群 84%，PET 群 85.2%
④※	オーストラリア (2005～2009)[d] [9] N = 240 急性白血病（同種移植 or 寛解導入）　RCT	Probable/possible[i] IA or 広域抗菌薬不応 FN 持続下で GM/PCR 陰性→CT で IA 疑いの場合治療開始	26 週以内の抗真菌薬治療割合	ET 群 34% PET 群 16% $p = 0.004$	全死亡，IA 関連死差なし ET 群 proven[i] 1 のみ PET 群 proven 1, probable 16，possible 6 有意差あり ET 群で実施した GM/PCR を適用すると ET 群の probable 11，possible 5 と両群で差なし
⑤※	スペイン (2007～2009) [10] 過去の研究の比較	臨床的，画像，GM 抗原検査などの臨床的診断で治療開始	複合エンドポイント[g] 達成割合	ET 群 33.9% PET 群 36.5%	費用 ET 群 17789 ユーロ, PET 群 11910 ユーロ
⑥※	欧州 (2012～2015)[e] [11] N = 549 AML，MDS の寛解導入もしくは再寛解導入，骨髄破壊的移植　RCT	GM 陽性，胸部画像陽性所見，培養からアスペルギルスの検出時	42 日全生存率	ET 群 93.1% PET 群 96.7% PET 群非劣勢	84 日目の全生存率も差なし IFI（proven/probable） ET 群 6.6%，PET 群 7.7% 抗真菌薬投与 ET 群 63%，PET 群 27% ($p < 0.001$)
その他	日本 (2013～2017)[f] [12] N = 413 造血器腫瘍患者　RCT	GM，β-D- グルカン，胸部画像所見のいずれかの陽性所見もしくは D-INDEX ＞ 5500h で治療開始（DET 群） (empiric therapy 開始閾値を上げる戦略)	Probable/ Proven IFI	ET 群 2.5% DET 群 0.5% DET 群非劣勢	生存率差なし 費用 ET 群 15.8 万円 vs. DET 群 5.9 万円 ($p < 0.001$)

empiric therapy はいずれの研究でも広域抗菌薬開始 3～5 日間不応の FN に対して抗真菌薬治療開始という戦略
※の研究では週 2 回の GM 抗原検査が行われており，国内の一般的な検査回数とは異なる
[a] フルコナゾール / 経口アムホテリシン B による予防
[b] 経口アムホテリシン B/ フルコナゾール / イトラコナゾールによる予防
[c] 抗カンジダ予防
[d] 予防内容　フルコナゾール / イトラコナゾール予防 64%，ボリコナゾール / ポサコナゾール / リポソーマルアムホテリシン B 予防 .8%
[e] エキノキャンディン系抗真菌薬や抗糸状菌作用抗真菌薬，ポリエン系抗真菌薬投与症例は除外
[f] フルコナゾールによる予防
[g] 複合エンドポイント：以下の 5 ポイントを達成
・ベースラインの IFI の治療が成功したこと
・治療中または治療終了後 7 日以内にブレイクスルー IFI が発生しなかったこと
・治療終了後 7 日間の生存
・薬剤関連毒性または効果不足による AT の早期中止がなかったこと
・好中球減少時の発熱の消失（少なくとも 48 時間 38℃以下）
[h] D-INDEX：好中球数をプロットして描かれる曲線と 500/μL で水平に引いた直線で囲まれた面積.
[i] EORTC/MSG criteria の proven/probable/possible 基準
ET：empiric therapy，PET：pre-emptive therapy，RCT：ランダム化比較試験，AML：急性骨髄性白血病，MDS：骨髄異形成症候群，IFI：深在性真菌症，FN：発熱性好中球減少症，IA：侵襲性アスペルギルス症，GM：アスペルギルスガラクトマンナン抗原検査，DET：D-INDEX ガイド下治療
Proven（確診例），Probable（推定診断例），Possible（疑い例）

ても予後を悪化させずに抗真菌薬投与量を減らすことができることが示された[12]. なお, 表1の研究の多くは週2回のGM検査やPCR検査など国内の日常診療とは異なる研究デザインである点には注意を要する. これらの結果から, 全身状態が不安定でGM抗原検査やCTの結果を待てない場合や, GM抗原検査やβ-D-グルカン検査, CT検査を行えない状況もしくは結果が速やかに得られない場合はempiric therapyが優先されるが, それ以外の状況下では抗真菌薬適正使用やコストの観点からpre-emptive therapyが優先される.

B) 抗糸状菌活性のある抗真菌薬投与下（ボリコナゾールやポサコナゾール, イサブコナゾール, エキノキャンディンなど）

抗糸状菌薬のブレイクスルーが疑われる状況下における治療戦略として, 表1に示したようなempiric/pre-emptive therapyを比較する大規模研究は行われていない. このため, エビデンスに基づく推奨は困難である. 抗糸状菌薬投与中の場合, ブレイクスルーする真菌は相対的に*Mucor*やアゾール系抗真菌薬に耐性傾向を有する*Aspergillus*による感染症の頻度が高くなり, フルコナゾール投与時とは異なる傾向がある[13,14]. 最近のReal World Dataでも, 抗糸状菌作用を有するアゾール系抗真菌薬をブレイクスルーする病原体には*Aspergillus*, *Mucor*のほか, *Candida*, *Fusarium*や*Endemic fungi*など多岐にわたることが示されている[15]. また, *Scedosporium*などの糸状菌, *Trichosporon*[16]や*Rhodotorula*[17]などの酵母様真菌のほか, アゾール耐性の*Aspergillus*隠蔽種などにも注意が必要となる. これらの確定診断には培養検査が必須となるため, 確定診断に必要な追加の精査や微生物学的検査の重要性が増す. 一方, 抗糸状菌薬投与下ではアスペルギルスGM抗原検査やβ-D-グルカン検査の感度が低下したり, 偽陽性率が高くなることも知られている[18~20]. ブレイクスルーが疑われた場合に投与中の抗真菌薬から交叉耐性のない抗真菌薬への変更や交叉耐性のない抗真菌薬との併用が推奨される[13]. 最終的に診断がついた場合は標的治療へと変更する.

文献

1) Garey KW, Rege M, Pai MP, et al. Time to initiation of fluconazole therapy impacts mortality in patients with candidemia: a multi-institutional study. Clin Infect Dis 2006; **43**: 25-31
2) Greene RE, Schlamm HT, Oestmann JW, et al. Imaging findings in acute invasive pulmonary aspergillosis: clinical significance of the halo sign. Clin Infect Dis 2007; **44**: 373-379
3) Chamilos G, Lewis RE, Kontoyiannis DP. Delaying amphotericin B-based frontline therapy significantly increases mortality among patients with hematologic malignancy who have zygomycosis. Clin Infect Dis 2008; **47**: 503-509
4) 深在性真菌症のガイドライン作成委員会. 深在性真菌症の診断・治療ガイドライン, 協和企画, 2016
5) Nesher L, Rolston KV. The current spectrum of infection in cancer patients with chemotherapy related neutropenia. Infection 2014; **42**: 5-13
6) Hebart H, Klingspor L, Klingebiel T, et al. A prospective randomized controlled trial comparing PCR-based and empirical treatment with liposomal amphotericin B in patients after allo-SCT. Bone Marrow Transplant 2009; **43**: 553-561
7) Cordonnier C, Pautas C, Maury S, et al. Empirical versus preemptive antifungal therapy for high-risk, febrile, neutropenic patients: a randomized, controlled trial. Clin Infect Dis 2009; **48**: 1042-1051
8) Tan BH, Low JG, Chlebicka NL, et al. Galactomannan-guided preemptive vs. empirical antifungals in the persistently febrile neutropenic patient: a prospective randomized study. Int J Infect

Dis 2011; **15**: e350-e356

9) Morrissey CO, Chen SC, Sorrell TC, et al. Galactomannan and PCR versus culture and histology for directing use of antifungal treatment for invasive aspergillosis in high-risk haematology patients: a randomised controlled trial. Lancet Infect Dis 2013; **13**: 519-528

10) Martín-Peña A, Gil-Navarro MV, Aguilar-Guisado M, et al. Cost-effectiveness analysis comparing two approaches for empirical antifungal therapy in hematological patients with persistent febrile neutropenia. Antimicrob Agents Chemother 2013; **57**: 4664-4672

11) Maertens J, Lodewyck T, Peter Donnelly J, et al. Empiric versus pre-emptive antifungal strategy in high-risk neutropenic patients on fluconazole prophylaxis: a randomized trial of the European organization for Research and Treatment of Cancer (EORTC 65091). Clin Infect Dis 2023; **76**: 674-682

12) Kanda Y, Kimura SI, Iino M, et al. D-index-guided early antifungal therapy versus empiric antifungal therapy for persistent febrile neutropenia: a randomized controlled noninferiority trial. J Clin Oncol 2020; **38**: 815-822

13) Lionakis MS, Lewis RE, Kontoyiannis DP. Breakthrough invasive mold infections in the hematology patient: current concepts and future directions. Clin Infect Dis 2018; **67**: 1621-1630

14) Lamoth F, Chung SJ, Damonti L, Alexander BD. Changing epidemiology of invasive mold infections in patients receiving azole prophylaxis. Clin Infect Dis 2017; **64**: 1619-1621

16) Kimura M, Araoka H, Yamamoto H, et al. Micafungin breakthrough fungemia in patients with hematological disorders. Antimicrob Agents Chemother 2018; **62**: e02183-17

17) Chitasombat MN, Kofteridis DP, Jiang Y, et al. Rare opportunistic (non-Candida, non-Cryptococcus) yeast bloodstream infections in patients with cancer. J Infect 2012; **64**: 68-75

15) Nguyen MH, Ostrosky-Zeichner L, Pappas PG, et al. Real-world use of mold-active triazole prophylaxis in the prevention of invasive fungal diseases: results from a subgroup analysis of a multicenter national registry. Open Forum Infect Dis 2023; **10**: ofad424

16) Kimura M, Araoka H, Yamamoto H, et al. Micafungin breakthrough fungemia in patients with hematological disorders. Antimicrob Agents Chemother 2018; **62**: e02183-17

17) Chitasombat MN, Kofteridis DP, Jiang Y, et al. Rare opportunistic (non-Candida, non-Cryptococcus) yeast bloodstream infections in patients with cancer. J Infect 2012; **64**: 68-75

18) Marr KA, Laverdiere M, Gugel A, Leisenring W. Antifungal therapy decreases sensitivity of the Aspergillus galactomannan enzyme immunoassay. Clin Infect Dis 2005; **40**: 1762-1769

19) Duarte RF, Sanchez-Ortega I, Cuesta I, et al. Serum galactomannan-based early detection of invasive aspergillosis in hematology patients receiving effective antimold prophylaxis. Clin Infect Dis 2014; **59**: 1696-1702

20) Chang E, Kim TS, Kang CK, et al. Limited positive predictive value of beta-d-glucan in hematologic patients receiving antimold prophylaxis. Open Forum Infect Dis 2020; **7**: ofaa048

CQ10

FN を発症した患者に対して，G-CSF 投与は推奨されるか？

推奨

●**FN を発症した患者に対して，G-CSF の治療的投与を一律には行わないことを推奨する．重症化リスクを有する場合には，G-CSF の使用を考慮する．**

［推奨の強さ：2，合意率：83.9%，エビデンスレベル C］

解説

好中球が減少したあとに G-CSF（granulocyte colony-stimulating factor）を使用することを治療的投与と呼ぶ．好中球減少を生じても無熱の場合，G-CSF の治療的投与の有効性に関するデータは不十分であり各種ガイドラインでは G-CSF 投与を推奨していない[1~3]．FN を発症した患者に対する G-CSF 投与のエビデンスは少なく，本ガイドライン改訂第 2 版以降に発表された論文もない．第 2 版では「FN を発症した患者に対して，G-CSF の治療的投与は推奨されない．」としていたが，実地臨床に関する国内アンケート調査では遵守率は 35.4%の低率にとどまっていた[4]．

FN 患者に対する G-CSF/GM-CSF（granulocyte macrophage colony-stimulating factor，国内未承認）の治療に関する臨床試験のメタアナリシスのうち Cochrane Library では 15 の臨床試験，1,553 人の患者について解析を行い，FN の治療のために抗菌薬に G-CSF/GM-CSF を併用した場合，抗菌薬のみの場合と比較して全死亡率（HR 0.74，95%CI 0.47～1.16，$p=0.19$），感染症関連死亡率（HR 0.75，95%CI 0.47～1.20，$p=0.23$）は低下しなかった[5]．8 つの臨床試験のメタアナリシスでも G-CSF 投与群と非投与群の間で FN による死亡率（RR 0.71，95%CI 0.44～1.15）に有意差は証明されなかった[6]．G-CSF を投与する利点として，好中球減少の回復が早く，解熱までの時間が短いため，抗菌薬の投与期間が短縮した．その結果，10 日以上長期入院する患者の割合が減少した．上記メタアナリシスに含まれていない 53 例の固形腫瘍患者を対象とした抗菌薬と G-CSF 併用の有無で比較した RCT でも死亡率に差はみられなかった[7]．ただし，以上の解析では敗血症を伴う FN 例のサブグループに特化した解析はなされていない．有害事象として，抗菌薬に G-CSF を併用した場合，抗菌薬のみの場合と比較して，骨痛・感冒様症状が多い[5]．また，G-CSF による好中球減少の回復時に，肺炎合併例などで急性肺障害や急性呼吸窮迫症候群（acute respiratory distress syndrome：ARDS）を伴う呼吸状態の悪化のリスクを伴う[8]．以上のように，好中球減少期間を短縮できるものの生存期間の延長が証明できていないため，FN に対して G-CSF の治療的投与を一律には行わないことを推奨する．FN 発症前からすでに予防的 G-CSF が投与中の場合には，NCCN ガイドライン[3] では G-CSF の継続投与を推奨している．

一方，好中球減少が長期化すると重篤な合併症のリスクが高くなるため[8]，高リスク因子を有している場合には，ASCO[2] や NCCN ガイドライン[3] では，FN の治療に G-CSF の併用を検討することが推奨されている．高リスク因子としては，10 日を超える重度の好中球減少症（1.0×10^9/L 未満）が予想される場合，65 歳を超える，原疾患のコントロール不良，肺炎などの臨床的に確認された感染症の合併例，低血圧，敗血症による多臓器不全，深在性真菌症，FN の既往などがある[3]．投与は nadir 後，好中球数回復まで継続する．

なお，急性骨髄性白血病においては，白血病細胞が G-CSF/GM-CSF の受容体を有しているため[10]，G-CSF 使用により芽球の増加が懸念された．しかし，急性骨髄性白血病の寛解導入療法における G-CSF の使用 は，寛解導入中の早期死亡率を高めることなく安全に投与できることに加え，好中球回復が 5 日程度短縮，寛解後療法においては好中球減少期間のみならず，感染症罹患期間，入院期間，抗菌薬投与期間の短縮を認めた[11]．このことから，国内外の急性骨髄性白血病寛解導入療法の臨床試験の多くが，支持療法のひとつとして G-CSF を好中球減少時に適宜用いている．

文献

1）日本癌治療学会．G-CSF 適正使用ガイドライン（2022 年 10 月改訂 第 2 版），2022
2）Smith TJ, Bohlke K, Lyman GH, et al; American Society of Clinical Oncology. Recommendations for the Use of WBC Growth Factors: American Society of Clinical Oncology Clinical Practice Guidline Update. J Clin Oncol 2015; **33**: 3199-3212
3）NCCN Clinical Pracice Guidelines in Oncolog (Version 1. 2022) Hematopoietic Growth Factors
4）Akiyama N, Okamura T, Yoshida M, et al. A questionnaire survey on evaluation for penetration and compliance of the Japanese Guideline on Febrile Neutropenia among hematology-oncology physicians and surgeons. Support Care Cancer 2021; **29**: 6831-6839
5）Mhaskar R, Clark OAC, Lyman G, et al. Colony-stimulating factors for chemotherapy-induced febrile neutropenia. Cochrane Database Syst Rev 2014; CD003039
6）Berghamans T, Paesmans M, Lafitte JJ, et al. Therapeutic use of granulocyte and granulocyte-macrophage colony-stimulating factors in febrile neutropenic cancer patients: a systematic review of the literature with meta-analysis. Support Care Cancer 2002; **10**: 181-188
7）Er O, Coskus HS, Altinbas M, et al. Meropenem +/− granulocyte-colony stimulating factor in the treatment of febrile neutropenic pateints with cancer: prospective randomized study. J Chemother 2004; **16**: 288-292
8）Kochanek M, Schalk E, von Bergwelt-Baildon M, et al. Management of sepsis in neutropenic cancer patients: 2018 guidelines from the Infectious Diseases Working Party (AGIHO) and Intensive Care Working Party (iCHOP) of the German Society of Hematology and Medical Oncology (DGHO). Ann Hematol 2019; **98**: 1051-1069
9）Klastersky J, Paesmans M, Rubenstein EB, et al. The multinational association for supportive care in cancer risk index: a multinational scoring system for identifying low-risk febrile neutropenic cancer patients. J Ciln Oncol 2000; **18**: 3038-3051
10）Baer MR, Bernstein SH, Brunetto VL, et al. Biological effects of recombinant human granulocyte coloney stimulating factor in patients with untreated acute myeloid leukemia. Blood 1996; **87**: 1484-1494
11）Usuki K, Urabe A, Masaoka T, et al. Efficacy of granulocyte colony-stimulating factor in the treatment of acute myelogenous leukaemia: a multicentre randomized study. Br J Haematol 2002; **116**: 103-112

CQ11

どのような場合にサイトメガロウイルス再活性化のスクリーニングを行うことが推奨されるか？

推奨

●**リンパ系腫瘍のがん薬物療法後の発熱で抗菌薬および抗真菌薬の治療を行っても解熱しない場合には，サイトメガロウイルス再活性化のスクリーニングを行うことが推奨される．特にリンパ球減少およびリンパ球機能抑制が重度の場合には推奨される．**
[推奨の強さ：2，合意率：93.5%，エビデンスレベル C]

解説

成人において臓器あるいは造血幹細胞移植レシピエントおよびHIV感染者における感染症とされていたサイトメガロウイルス（cytomegalovirus：CMV）感染症は，新規抗がん薬の多様化とともに一定の頻度で認められるようになっている．HIV感染者においてCD4陽性細胞数が200/μL以下となることで日和見感染症のリスクが高くなり[1]，特に100/μL未満の場合にはCMV感染症の発症リスクが高くなるとされている[2]．CMV再活性化を考えるうえで宿主の免疫状態と使用された薬剤が重要と考えられるが，臨床試験としてCMV感染・再活性化あるいは感染症をエンドポイントとした前向き研究の報告はなく，抗がん薬の臨床試験における毒性の解析の一部，および後方視的解析に限られている．

慢性リンパ性白血病に対するアレムツズマブ（抗CD52抗体）治療を対象としたメタアナリシスでは，アレムツズマブ併用群ではアレムツズマブ非併用群と比べて，CMV再活性化が有意に高率であった（RR 10.52，95%CI 1.42〜77.68，$p=0.02$）．この解析に用いられたランダム化試験にアレムツズマブ治療群とクロラムブシル（本邦未承認）治療群を比較したものがあるが，アレムツズマブ治療群ではクロラムブシル治療群と比べて，CMV再活性化および感染症が有意に多かった（CMV再活性化；52.4% vs. 7.5%，$p<0.0001$，CMV感染症；15.6% vs. 0%，$p=0.007$）[3]．慢性リンパ性白血病に対してベンダムスチンとリツキシマブの併用にイデラリシブ（PI3K阻害薬）あるいはプラセボを投与したランダム化試験では，CMV再活性化はイデラリシブ群では6%，プラセボ群では1%であった[4]．非ホジキンリンパ腫に対するベンダムスチン治療の後方視的研究では，ベンダムスチン治療群ではベンダムスチン非投与群と比べて，CMV感染症のリスクが高率であった（HR 3.98，95%CI 1.40〜11.26，$p=0.01$）[5]．固形腫瘍における非好中球減少性の発熱を検討した前方視的研究のなかで，ドセタキセルを含むがん薬物療法によるCMV感染症は0.3%であり[6]，固形腫瘍でのがん薬物療法中にCMV再活性化が臨床上問題となることはまれである．主に造血器腫瘍患者を対象とした血液中のウイルスを調べた研究では，FN発症2日以内に採取した血液でのCMVの検出率は2.6%という報告がある[7]．一方でFNが4日以上持続している場合にはCMVの検出率は29.6%という報告がある[8]．FNが持続するような状況では

CMV 再活性化も鑑別診断に含める必要がある．

NCCN のガイドライン[9] や ESCMID（European Society of Clinical Microbiology and Infectious Diseases）の合意文書[10] で，PI3K 阻害薬[4]，抗 CD19/CD3 二重特異性 T 細胞誘導抗体[11]，抗 CD30 抗体薬物複合体[12]，抗 CD40 抗体[10]，抗 CD52 抗体[3]，抗 CCR4 抗体[13] では CMV 再活性化が懸念され，それらの多くはモニタリングを考慮するように推奨されている．

造血幹細胞移植レシピエント以外で，CMV 再活性化が報告されている腫瘍はリンパ系腫瘍に多くみられる．直近の抗がん薬だけでなく過去のがん薬物療法歴においてリンパ球の減少あるいは機能的抑制をきたす薬剤の使用歴がある場合に，CMV 再活性化が疑われる．FN に対して抗菌薬および抗真菌薬の治療を行っても解熱しない場合には，CMV 再活性化のスクリーニングを行うことが推奨される．

文献

1） Hanson DL. Distribution of CD4＋ T lymphocytes at diagnosis of acquired immunodeficiency syndrome-defining and other human immunodeficiency virus-related illnesses. Arch Intern Med 1995; **155**: 1537-1542

2） Gallant JE, Moore RD, Richman DD, et al. Incidence and natural history of cytomegalovirus disease in patients with advanced human immunodeficiency virus disease treated with zidovudine: The Zidovudine Epidemiology Study Group. J Infect Dis 1992; **166**: 1223-1227

3） Skoetz N, Bauer K, Elter T, et al. Alemtuzumab for patients with chronic lymphocytic leukaemia. Cochrane Database Syst Rev 2012; (2): CD008078

4） Zelenetz AD, Barrientos JC, Brown JR, et al. Idelalisib or placebo in combination with bendamustine and rituximab in patients with relapsed or refractory chronic lymphocytic leukaemia: interim results from a phase 3, randomised, double-blind, placebo-controlled trial. Lancet Oncol 2017; **18**: 297-311

5） Fung M, Jacobsen E, Freedman A, et al. Increased risk of infectious complications in older patients with indolent non-Hodgkin lymphoma exposed to bendamustine. Clin Infect Dis 2019; **68**: 247-255

6） Souglakos J, Kotsakis A, Kouroussis C, et al. Nonneutropenic febrile episodes associated with docetaxel-based chemotherapy in patients with solid tumors. Cancer 2002; **95**: 1326-1333

7） Obrova K, Grumaz S, Remely M, et al. Presence of viremia during febrile neutropenic episodes in patients undergoing chemotherapy for malignant neoplasms. Am J Hematol 2021; **96**: 719-726

8） Al Talhi YM, Hariri B, Alsulaimani F, et al. Cytomegalovirus viremia among pediatric oncology non-stem cell transplant patients with prolonged fever neutropenia. J Infect Public Health 2020; **13**: 1176-1180

9） NCCN Clinical Practice Guidelines in Oncology: Prevention and Treatment of Cancer-Related Infections (Version 3.2022)
https://www.nccn.org/professionals/physician_gls/pdf/infections.pdf［最終アクセス 2023 年 5 月 31 日］

10） Drgona L, Gudiol C, Lanini S, et al. ESCMID Study Group for Infections in Compromised Hosts (ESGICH) Consensus Document on the safety of targeted and biological therapies: an infectious diseases perspective (Agents targeting lymphoid or myeloid cells surface antigens [II]: CD22, CD30, CD33, CD38, CD40, SLAMF-7 and CCR4). Clin Microbiol Infect 2018; **24** (Suppl 2): S83-S94

11） Foa R, Bassan R, Vitale A, et al. Dasatinib-blinatumomab for ph-positive acute lymphoblastic leukemia in adults. N Engl J Med 2020; **383**: 1613-1623

12） Tudesq JJ, Vincent L, Lebrun J, et al. Cytomegalovirus infection with retinitis after brentuximab vedotin treatment for CD30(＋) lymphoma. Open Forum Infect Dis 2017; **4**: ofx091

13） Ishida T, Jo T, Takemoto S, et al. Dose-intensified chemotherapy alone or in combination with mogamulizumab in newly diagnosed aggressive adult T-cell leukaemia-lymphoma: a randomized phase II study. Br J Haematol 2015; **169**: 672-682

CQ12

CVC を挿入した患者が FN を起こした場合，カテーテルの抜去は推奨されるか？

推奨

- **血栓性静脈炎，感染性心内膜炎，もしくは血液培養にて黄色ブドウ球菌，緑膿菌，バチラス属，カンジダなどの真菌が検出され感染が疑われる場合には，速やかな CVC 抜去が推奨される.**

［推奨の強さ：1，合意率：90.3%，エビデンスレベル B］

解説

中心静脈カテーテル（central venous catheter：CVC）挿入中の患者が FN を発症した場合，感染巣が不明なことも多く，どのような場合にカテーテルを抜去すべきかは議論の分かれるところである．特にポート植込みの患者においては抜去の決断は困難であることが予想され，FN 発症時に CVC を抜去すべきかどうかに関して信頼できる研究はない．

CVC 2,202 本を後方視的に検討した報告では，CVC 感染発症率は 10.6%（233 本）で，発熱から CVC 抜去までの期間を 24，48，72 時間および 72 時間を超えた群で検討しており，重症化率はそれぞれ，2.1%，6.9%，9.0%，25.9%で，72 時間を超えると有意に高率になる（$p<0.05$）としている[1]．

固形腫瘍で CV ポート関連感染症を発症した 97 例，12 週間の観察研究では，抜去の遅れが合併症の発症と有意に関連していた．合併症の出現率は，抜去決定から 1 週間以内で 19%，1 週間を超えると 66%（$p=0.001$），症状出現から 1 週間以内で 36%，1 週間を超えると 83%（$p=0.002$）だった[2]．

急性白血病に対するがん薬物療法後好中球減少期にある血流感染患者 100 例に対する超音波検査を用いた血栓性静脈炎の描出の有無を考慮した CVC 抜去の前向き研究では，超音波にて血栓性静脈炎がみつかった 30 例が発症から中央値 1 日で CVC を抜去され，70 例では抜去されなかった．後ろ向きコホート群では，100 例中 60 例において，中央値 8 日で CVC が抜去されている．コホート群の抜去理由は発熱の持続または再発，菌血症の持続または再発，臨床上の血栓性静脈炎であった．超音波を用いた群では血流感染による死亡例は 1 例で，コホート群の 17 例に対して有意に改善していた．この研究は超音波を用いることで早期に血栓性静脈炎を発見しカテーテル抜去が可能であることを示すと同時に，早期のカテーテル抜去が死亡率を低下させることも示している[3]．

カンジダ血症におけるカテーテル抜去に関する Cochrane レビューでは，RCT はなかったが，73 の観察研究の解析において，若年者から高齢者まで早期のカテーテル抜去が有益であることを示していた[4]．

これらの研究からカテーテル関連血流感染症（CRBSI）の場合には早期の抜去が推奨される．IDSA の敗血症ガイドラインでは，血栓性静脈炎，心内膜炎の場合，もしくは血液培養にて黄色ブドウ球菌，緑膿菌，バチラス，真菌による菌血症の場合は CVC 抜去を推奨しているが，血液培養にてコアグラーゼ陰性ブドウ球菌が検出された場合にはカテーテルは抜去せず，抗菌薬投与のみでよいとしている[5]．コアグラーゼ陰性ブドウ球菌は CRBSI の原因微生物として一般的に認められ，大半の症例では良好な経過をとる．しかし，まれに敗血症となり重症化することがある．たとえば，*Staphylococcus lugdunensis* は，黄色ブドウ球菌のように心内膜炎や転移性の感染巣を引き起こす[6]ため，カテーテル抜去を推奨する．

CVC に比較して CV ポートの抜去は実際の臨床では困難なことが多く，リスク・ベネフィットを考慮して抜去を検討する．

カテーテルを抜去せず，カテーテル先端培養なしで CRBSI を診断することは困難であるが，血栓性静脈炎や感染性心内膜炎の診断に超音波検査を用いるなどし，検索を行うことが重要である．また，CRBSI の診断として，カテーテル血液培養と末梢血液培養の陽性化に 120 分以上の時間差があること（differential time to positivity：DTP）を参考にすることもできる[7]．

CVC の固定に関する Cochrane レビューでは，薬剤含有のドレッシング材を使用することで CRBSI を減少させることも示されており[8]，FN 発症時にカテーテル抜去を考慮することも重要であるが，CVC の固定法など，CRBSI を起こさない予防法も考慮して管理することも重要と思われる．

文献

1）花谷勇治，小平　進，浅越辰男ほか．中心静脈カテーテル感染の治療方針に関する検討．日化療会誌 2000; **48**: 107-111

2）Vidal M, Genillon JP, Forestier E, et al. Outcome of totally implantable venous-access port-related infections. Med Mal Infect 2016; **46**: 32-38

3）Picardi M, Paqliuca S, Chiurazzi F, et al. Farly ultrasonographic finding of septic thrombophlebitis is the main indicator of central venouscatheter removal to reduce infection-related mortality in neutropenic patients with bloodstreaminfection. Ann Oncol 2012; **23**: 2122-2128

4）Susanne Janum, Arash Afshari. Central venous catheter (CVC) removal for patients of all ages with candidaemia. Cochrane Database Syst Rev 2016; (7): CD011195

5）Freifeld AG, Bow EJ, Sepkowits KA, et al; Infectious Diseases Society of America: Clinical practice quideline for the use of antimicrobial agents in neutropenic patients with cancer: 2010 update by the Infectious Diseases Society of America. Clin Infect Dis 2011; **52**: e56-e93

6）Zinkernagel AS, Zinkernagel MS, Elzi MV, et al. Significance of Staphylococcus lugdunensis bacteremia: report of 28 cases and review of the literature. Infection 2008; **36**: 314-321

7）Raad I, Hanna HA, Alakech B, et al. Differential time to positivity: a useful method for diagnosing catheter-related bloodstream infections. Ann Intern Med 2004; **140**: 18-25

8）Ullman AJ, Cooke ML, Mitchell M, et al. Dressings and securement devices for central venous catheters (CVC). Cochrane Database Syst Rev 2015; (9): CD010367

3. FN およびがん薬物療法時に起こる感染症の予防

解説 1：がん薬物療法時の環境予防策

がん患者の免疫不全には好中球減少，細胞性免疫不全，液性免疫不全と皮膚粘膜のバリア破綻などがあり，患者はがんの種類や治療時期による程度の違いこそあれ，何らかの免疫不全を有すると考えてよい．個々の原因微生物に対する薬物による感染予防は各論で解説されるが，共通する環境予防策として空気，水回り，食事などに注意が必要である．空気中にはアスペルギルスが浮遊しており，造血幹細胞移植や急性白血病の強力ながん薬物療法を受けた患者では侵襲性肺アスペルギルス症（IPA）は頻度の高い重篤な合併症である．これらの患者では防護環境（無菌室）の有用性が報告されており，わが国のガイドラインでも推奨されている[1,2]．一方，悪性リンパ腫や多発性骨髄腫のがん薬物療法におけるその意義は証明されていないが，近年の分子標的治療薬の進歩により，従来は強力がん薬物療法の適応とされなかった高齢者に治癒を目指した二次，三次治療が行われるようになり，症例によっては長期にわたる好中球減少をきたす場合がある．IPA に関しては病院建設/改修時の増加があり，その予防対策として PCRA（pre-construction risk assessment）が推奨されている．PCRA は「建築前リスク評価」といわれるもので，病院建築・改築・解体工事などを行うときに患者，訪問者，医療者の安全を守るために実施する．また，生花やドライフラワーなどの表面にはアスペルギルスが付着することがあり，病室への持ち込みは避けるべきである．一方，外来がん薬物療法が中心の固形腫瘍では IPA 発症リスクは低く，防護環境は不要である．

水回りでは *Legionella* や緑膿菌，*Stenotrophomonas maltophilia*，*Acinetobacter* などのグラム陰性菌，非結核性抗酸菌，真菌などが繁殖しやすい．この環境予防策は病院，家庭ともに大切で，水道の蛇口，シンク，シャワーヘッドなどのほか製氷器や加湿器の適切な管理が必要である．食事については防護環境下では加熱食が推奨されるが，近年は QOL 低下や食欲減退による低栄養リスクも勘案して厳密な無菌食は不要と考えられている．生の果物や野菜も十分な洗浄を行えば許容される[1]．好中球減少期間が 1 週間未満と予想される患者では基本的には無菌的・滅菌的な食事制限は不要である．

すべてのがん患者に共通する最も重要かつ現実的な対策は日常生活での標準予防策で，具体的には手洗いや速乾式アルコールなどによる手指消毒の遵守である．がん薬物療法中の患者は皮膚の清潔を保つために毎日のシャワーや入浴を行い，うがいや歯磨きで口腔の清潔を保つようにする．外出時には人混みを避けマスクを着用することを推奨する．ペットとの過度の接触は避けたほうがよい．

現在様々な分子標的治療薬や免疫チェックポイント阻害薬が開発され，造血器腫瘍や種々の固形腫瘍の治療に導入され，それらの多くは外来がん薬物療法で実施される．実地臨床の現場ではフレイル高齢者などに対象が拡大することにより pivotal study ではみられなかった様々な感染症の増加を想定しなければならない．さらに新型コロナウイルス感染症で経験した pandemic におけるがん患者の感染対策における環境予防策の重要性はいっそう増している．

文献

1）日本造血細胞移植学会．造血細胞移植ガイドライン　造血細胞移植後の感染管理，第 4 版，2017
2）深在性真菌症のガイドライン作成委員会（編）．深在性真菌症の診断・治療ガイドライン 2014，協和企画，2014

CQ13

がん薬物療法を行う場合，どのような患者に抗菌薬の予防投与は推奨されるか？

推奨

①高度な好中球減少が長期間（好中球数 100/μL 未満が 7 日を超えて）続くと予想される患者ではフルオロキノロンの予防投与が推奨される．

［推奨の強さ：1，合意率：87.1%，エビデンスレベル B］

②好中球減少が軽度（好中球減少期間が 7 日未満）と予想される患者では抗菌薬の予防投与を一律には行わないことが推奨される．

［推奨の強さ：1，合意率：74.2%，エビデンスレベル C］

解説

がん薬物療法後の好中球減少期における抗菌薬予防投与は，発熱や菌血症の発症頻度を有意に減少させる．豊富なエビデンスを持つのは，フルオロキノロンの予防投与である[1~5]．好中球減少状態とは一般的に好中球数 500/μL 未満を指すが，白血病に対する薬物療法施行中などの患者を対象に感染症の発症を検討した大規模比較試験[1]では，好中球数 100/μL 未満を高度好中球減少状態と定義している．

フルオロキノロンはプラセボと比較し，グラム陰性菌感染の頻度を約 80%減らし，すべての感染症の発生率を減らすことがメタアナリシスの結果で明らかになっている[2]．高度好中球減少状態が長期間続くがん患者を対象とした大規模比較試験において，レボフロキサシンの予防投与は，発熱，documented infection（起因菌の同定された感染症確定診断例），菌血症の頻度を有意に減少させることが示されている[1]．同様に Cochrane Library によるメタアナリシスで高度の好中球減少患者に対するフルオロキノロン投与は，発熱頻度のほか，感染症による死亡，全死亡を減少させることが示されている[3]．これらのエビデンスより，高度好中球減少状態が長く続くと予想される患者に対しては，フルオロキノロンの予防投与が一般に推奨される．予防投与は，好中球数が回復するまで継続するが，経過中 FN となり経静脈的抗菌薬を開始すればその時点で中止する．

予防投与に広く使用されているフルオロキノロンはレボフロキサシンである（予防投与は保険適用外）．レボフロキサシンは，シプロフロキサシンに比べてグラム陽性菌により強い抗菌活性を持つ[4]．フルオロキノロンは，カルシウム，マグネシウム，アルミニウム，鉄剤などの金属陽イオンを含む製剤と併用内服すると吸収率が低下することに留意が必要である[6]．

好中球減少時のフルオロキノロン予防投与により，*E. coli*[1,7,8]，*P. aeruginosa*[1]などのフルオロキノロン耐性化が進むことが報告されている．また，*Clostridioides difficile* 感染症のリスクも増加する[9,10]．厚生労働省の院内感染対策サーベイランス検査部門の 2022 年年報によれば，国内で報

告される *E. coli* の 39.6%，*P. aeruginosa* の 13.7%はレボフロキサシンに非感性であった[11]．フルオロキノロンに対するグラム陰性菌の耐性化は 7 年前とあまり変化がないとはいえ，フルオロキノロン耐性菌の拡大は，その予防効果に直結する．白血病の感染に関する欧州会議（European Conference on Infections in Leukaemia：ECIL）は好中球減少を伴う造血器腫瘍患者を対象とした 2006 年から 2014 年までの比較的新しい論文を対象としたメタアナリシスを行い，フルオロキノロン予防投与を行う群では BSI や FN の発症率を有意に下げることを示したが[12]，欧州臨床腫瘍学会（ESMO）のガイドラインでは耐性菌増加への懸念から一律のフルオロキノロン予防投与の推奨をしていない[13]．FN 発症時のバイタル変動にも速やかに処置が行えるなどの体制が整っている場合は，フルオロキノロン予防投与をしないことも許容される．

好中球減少が比較的軽度ながん患者を対象とした RCT では，抗菌薬の予防投与による発熱頻度の減少はわずか 4.4%であった[14]．フルオロキノロン投与による直接的な副作用，体内での耐性病原菌選択のリスク，施設内での耐性菌増加のリスクなどから，固形腫瘍や悪性リンパ腫の標準治療など，好中球減少が軽度（好中球減少期間が 7 日未満）と予想される患者には抗菌薬の予防投与を一律には行わないことが推奨される．

フルオロキノロン予防投与は急性白血病の治療中など高度の好中球減少が長期に続く患者に限定するとともに，各施設とも定期的なサーベイランスを行い，耐性菌動向を監視する必要がある．

本 CQ は一度目の投票では意見が集束せず合意にいたらなかった．第 1 回投票後に内容について再度議論を行った結果，二度目の投票にて合意にいたった．

文献

1） Bucaneve G, Micozzi A, Menichetti F, et al. Levofloxacin to prevent bacterial infection in patients with cancer and neutropenia. N Engl J Med 2005; **353**: 977-987
2） Engels EA, Lau J, Barza M, et al. Efficacy of quinolone prophylaxis in neutropenic cancer patients: a meta-analysis. J Clin Oncol 1998; **16**: 1179-1187
3） Gafter-Gvili A, Fraser A, Paul M, et al. Antibiotic prophylaxis for bacterial infections in afebrile neutropenic patients following chemotherapy. Cochrane Database Syst Rev 2012; CD004386
4） Cruciani M, Malena M, Bosco O, et al. Reappraisal with meta-analysis of the addition of Gram-positive prophylaxis to fluoroquinolone in neutropenic patients. J Clin Oncol 2003; **21**: 4127-4137
5） Owattanapanich W, Chayakulkeeree M. Efficacy of levofloxacin as an antibacterial prophylaxis for acute leukemia patients receiving intensive chemotherapy: a systematic review and meta-analysis. Hematology 2019; **24**: 362-368
6） Radandt JM, Marchbanks CR, Dudley MN. Interactions of fluoroquinolones with other drugs: mechanisms, variability, clinical significance, and management. Clin Infect Dis 1992; **14**: 272-284
7） Carratalá J, Fernández-Sevilla A, Tubau F, et al. Emergence of quinolone-resistant Escherichia coli bacteremia in neutropenic patients with cancer who have received prophylactic norfloxacin. Clin Infect Dis 1995; **20**: 557-560
8） Garnica M, Nouér SA, Pellegrino FL, et al. Ciprofloxacin prophylaxis in high risk neutropenic patients: effects on outcomes, antimicrobial therapy and resistance. BMC Infect Dis 2013; **13**: 356
9） Muto CA, Pokrywka M, Shutt K, et al. A large outbreak of Clostridium difficile-associated disease with an unexpected proportion of deaths and colectomies at a teaching hospital following increased fluoroquinolone use. Infect Control Hosp Epidemiol 2005; **26**: 273-280
10） Pépin J, Saheb N, Coulombe MA, et al. Emergence of fluoroquinolones as the predominant risk

factor for Clostridium difficile-associated diarrhea: a cohort study during an epidemic in Quebec. Clin Infect Dis 2005; **41**: 1254-1260

11) 厚生労働省院内感染対策サーベイランス事業．公開情報 2022 年 1 月〜12 月年報（全集計対象医療機関）院内感染対策サーベイランス 検査部門
https://janis.mhlw.go.jp/report/open_report/2022/3/1/ken_Open_Report_202200.pdf［最終アクセス 2023 年 12 月 28 日］

12) Mikulska M, Averbuch D, Tissot F, et al. Fluoroquinolone prophylaxis in haematological cancer patients with neutropenia: ECIL critical appraisal of previous guidelines. J Infect 2018; **76**: 20-37

13) Klastersky J, de Naurois J, Rolston K, et al. ESMO Guidelines Committee. Management of febrile neutropaenia: ESMO Clinical Practice Guidelines. Ann Oncol 2016; **27** (Suppl 5): v111-v118

14) Cullen M, Steven N, Billingham L, et al; Simple Investigation in Neutropenic Individuals of the Frequency of Infection after Chemotherapy ＋/－ Antibiotic in a Number of Tumours (SIGNIFICANT) Trial Group: Antibacterial prophylaxis after chemotherapy for solid tumors and lymphomas. N Engl J Med 2005; **353**: 988-998

CQ14

がん薬物療法を行う場合，どのような患者に G-CSF 一次予防は推奨されるか？

推奨

●FN の発症を予防する目的で，以下の患者に対して G-CSF 一次予防が推奨される．

①FN の発症頻度が 20%以上のがん薬物療法を行う患者

［推奨の強さ：1，合意率：90.3%，エビデンスレベル A］

②FN の発症頻度が 10～20%のがん薬物療法を行う FN リスクを有する患者

［推奨の強さ：2，合意率：96.8%，エビデンスレベル C］

解説

がん薬物療法を行う場合の G-CSF（granulocyte colony-stimulating factor）の一次予防の有効性に関して，乳がんを対象としたメタアナリシスでは G-CSF の一次予防を行うとプラセボあるいは G-CSF 非投与群に比べて FN 発症率は有意に低下し（RR 0.27，95%CI 0.11～0.70），早期死亡率も有意に低下した（RR 0.32，95%CI 0.13～0.77）[1]．

悪性リンパ腫を対象としたメタアナリシスでは，G-CSF あるいは GM-CSF の予防投与により FN の発症（RR 0.74，95%CI 0.62～0.89）および感染症の発症（RR 0.74，95%CI 0.64～0.85）は有意に低下するという結果であった[2]．固形腫瘍，悪性リンパ腫を対象としたメタアナリシスにおいても，G-CSF の一次予防は，G-CSF の種類によらず有意に FN 発症率を低下させることが報告されている（OR 0.41，95%CI 0.33～0.51）[3]．

全死亡率に及ぼす影響に関して，固形腫瘍と悪性リンパ腫を対象としたメタアナリシスにおいて G-CSF による一次予防は非投与群に比べて生存率の向上に寄与すると報告されている（RR 0.93，95%CI 0.90～0.96）[4]．なお，本研究に用いられた RCT には両群間でがん薬物療法の治療強度が異なるものが含まれている．両群間で同じ治療が行われた場合には全死亡率には差は認められず（RR 0.96，95%CI 0.92～1.01），G-CSF 投与群で治療間隔を短縮する治療法（RR 0.89，95%CI 0.85～0.94）や抗がん薬を増量する治療法（RR 0.92，95%CI 0.85～0.99）が行われた研究では，G-CSF 投与群で全死亡率が有意に低かった．

固形腫瘍と悪性リンパ腫を対象とした別のメタアナリシスにおいても，G-CSF の一次予防が有意に死亡率を低下させることが報告されており（RR 0.92，95%CI 0.90～0.95，$p<0.0001$），特に治療強度の高いがん薬物療法レジメンでは，生存率の改善が最も大きく認められた（RR 0.86，95%CI 0.80～0.92，$p<0.0001$）[5]．しかしながら，同研究では G-CSF の一次予防群において二次性の急性骨髄性白血病または骨髄異形成症候群の事後発症が有意に多かった（RR 1.85，95%CI 1.19～2.88，$p<0.01$）．G-CSF の一次予防は二次性の急性骨髄性白血病または骨髄異形成症候群のハイリスクとなりうるため，ベネフィットが期待される患者に対して行うことが望ましい．

2000年に発表されたASCOのガイドライン[6]では，G-CSF一次予防を行う基準はFN発症頻度40%以上のレジメン治療時とされていた．2005年に発表されたNCCNガイドライン[7]以降，EORTC[8,9]，ASCO[10,11]，ESMO[12]の各ガイドラインでは，その基準は20%に修正された．FN発症頻度が20%以上の場合にG-CSF一次予防を推奨する根拠は，米国における医療経済学的解析に基づいている．FNを起こして入院治療を行った場合のコストと，G-CSF予防投与にかかるコストを比較検討し，FNの発症頻度が20～25%を超える場合は予防投与を行うほうが有益と報告されている[13]．日本の診療に外挿する場合は，海外と国内では認可されているG-CSFの用量および価格が異なっており，注意が必要である．

各種ガイドラインにおいて10～20%のレジメン治療を行う場合は，患者のFNリスクを検討してG-CSF一次予防を行うことが推奨されている．FNリスクとして，65歳以上，がん薬物療法歴，放射線治療歴，持続する好中球減少症，骨髄への浸潤，直近の手術，黄疸（総ビリルビン値>2.0），腎機能低下（クレアチニンクリアランス<50）などがある[14]．

G-CSF一次予防を行うことで，FNの発症リスクを下げ，FNによる入院を少なくすることができる．FNの発症頻度が20%以上の薬物療法を行う場合にG-CSF一次予防が推奨される．FN発症頻度が10～20%の薬物療法を行う場合にFNリスクを持つ症例に対してG-CSF一次予防は推奨されるが，FNリスクを持たない症例に対して一次予防が推奨されないというエビデンスは示されていない．FNの発症頻度10%未満の場合には一次予防を推奨しない．なお，薬物療法の詳細な内容を含めたがん種ごとのエビデンスについては，日本癌治療学会「G-CSF適正使用ガイドライン」2022年10月改訂第2版が参考となりうる．

付記：2022年10月に改訂された日本癌治療学会G-CSF適正使用ガイドラインは予防投与基準の「FN発症率20%」を「科学的根拠が乏しかったから」として推奨から外しているが，本ガイドラインでは2020年に実施した第2版アンケートのCQ13で得られた一次予防の高い遵守率がいわばReal Worldでの実態を反映していると考え推奨している．両ガイドラインは相補的な内容であり，個々の症例での使用については両者を参考にされたい．

文献

1）Renner P, Milazzo S, Liu JP, et al. Primary prophylactic colony-stimulating factors for the prevention of chemotherapy-induced febrile neutropenia in breast cancer patients. Cochrane Database Syst Rev 2012; (10): CD007913

2）Bohlius J, Herbst C, Reiser M, et al. Granulopoiesis-stimulating factors to prevent adverse effects in the treatment of malignant lymphoma. Cochrane Database Syst Rev 2008; (4): CD003189

3）Wang L, Baser O, Kutikova L, et al. The impact of primary prophylaxis with granulocyte colony-stimulating factors on febrile neutropenia during chemotherapy: a systematic review and meta-analysis of randomized controlled trials. Support Care Cancer 2015; **23**: 3131-3140

4）Lyman GH, Dale DC, Culakova E, et al. The impact of the granulocyte colony-stimulating factor on chemotherapy dose intensity and cancer survival: a systematic review and meta-analysis of randomized controlled trials. Ann Oncol 2013; **24**: 2475-2484

5）Lyman GH, Yau L, Nakov R, Krendyukov A. Overall survival and risk of second malignancies with cancer chemotherapy and G-CSF support. Ann Oncol 2018; **29**: 1903-1910

6）Ozer H, Armitage JO, Bennett CL, et al. 2000 update of recommendations for the use of hematopoietic colony-stimulating factors: evidence-based, clinical practice guidelines. American Society of Clinical Oncology Growth Factors Expert Panel. J Clin Oncol 2000; **18**: 3558-3585

7）National Comprehensive Cancer Network Clinical Practice Guidelines in Oncology. Hematopoi-

etic Growth Factors
https://www.nccn.org (Version1.2022)［最終アクセス 2023 年 12 月 22 日］
8) Aapro MS, Cameron DA, Pettengell R, et al. EORTC guidelines for the use of granulocyte-colony stimulating factor to reduce the incidence of chemotherapy-induced febrile neutropenia in adult patients with lymphomas and solid tumours. Eur J Cancer 2006; **42**: 2433-2453
9) Aapro MS, Bohlius J, Cameron DA, et al. 2010 update of EORTC guidelines for the use of granulocyte-colony stimulating factor to reduce the incidence of chemotherapy-induced febrile neutropenia in adult patients with lymphoproliferative disorders and solid tumours. Eur J Cancer 2011; **47**: 8-32
10) Smith TJ, Khatcheressian J, Lyman GH, et al. 2006 update of recommendations for the use of white blood cell growth factors: an evidence-based clinical practice guideline. J Clin Oncol 2006; **24**: 3187-3205
11) Smith TJ, Bohlke K, Lyman GH, et al. Recommendations for the Use of WBC Growth Factors: American Society of Clinical Oncology Clinical Practice Guideline Update. J Clin Oncol 2015; **33**: 3199-3212
12) Crawford J, Caserta C, Roila F, Group EGW. Hematopoietic growth factors: ESMO Clinical Practice Guidelines for the applications. Ann Oncol 2010; **21** (Suppl 5): v248-v251
13) Lyman GH, Kuderer N, Greene J, Balducci L. The economics of febrile neutropenia: implications for the use of colony-stimulating factors. Eur J Cancer 1998; **34**: 1857-1864
14) Lyman GH, Abella E, Pettengell R. Risk factors for febrile neutropenia among patients with cancer receiving chemotherapy: a systematic review. Crit Rev Oncol Hematol 2014; **90**: 190-199

CQ15

がん薬物療法を行う場合，どのような患者に抗真菌薬の予防投与は推奨されるか？

推奨

●**がん薬物療法による高度な好中球減少が予測される患者（好中球減少を伴う急性白血病および骨髄異形成症候群，粘膜障害を伴う自家造血幹細胞移植併用の大量がん薬物療法）に対して抗真菌薬の予防投与を推奨する．**

［推奨の強さ：1，合意率：77.4%，エビデンスレベル B］

解説

2000年代，同種移植や急性白血病のがん薬物療法などを受けた患者を対象とした複数のメタアナリシスにより，抗真菌薬の予防投与がプラセボ群などと比較して深在性真菌症の発症率および真菌症関連死亡率を低下させることが報告された[1~3]．解析で用いられたRCTのうち，同種移植を受けたstudyを除外した23編を対象にメタアナリシスを行ったところ，全死亡率に関してはリスク比0.89（95%CI 0.75〜1.07）と有意差を認めないものの，深在性真菌症発症率，真菌症関連死亡率に関してはそれぞれリスク比0.63（95%CI 0.47〜0.83），0.63（95%CI 0.41〜0.95）と，抗真菌薬予防投与の有用性が示された[1~3]．対象疾患の81%が急性白血病（93%が寛解/再寛解導入療法），15%が造血幹細胞移植（88%以上が自家造血幹細胞移植；自家移植）であったことより，高度な好中球減少を認める急性白血病に対するがん薬物療法および自家移植併用の大量がん薬物療法において予防投与が有用と考える．一方，好中球減少症が軽度であるその他の造血器腫瘍や固形腫瘍に対するがん薬物療法には推奨されていない[1~3]．

RCTにより対象疾患や好中球減少症の定義，抗真菌薬の投与開始および終了の基準が異なるが，米国臨床腫瘍学会（ASCO）ガイドラインでは好中球数100/μL未満が7日間以上続くと予想される場合，あるいは他のリスク因子（皮膚粘膜バリアの破綻，がん薬物療法の強度，糖尿病や尿毒症の合併など）を有する場合に限り，トリアゾール系薬剤またはエキノキャンディン系薬剤の予防投与を推奨している[4]．本邦では2023年1月現在，フルコナゾール（FLCZ），ボリコナゾール（VRCZ），ミカファンギン（MCFG）の予防投与は造血幹細胞移植に適応が限られる点に注意が必要である．

急性骨髄性白血病（AML）や骨髄異形成症候群（MDS）に対するがん薬物療法後の好中球減少症は侵襲性アスペルギルス症発症の高リスク（>6%）であり，抗糸状菌活性を有するトリアゾール系薬剤やエキノキャンディン系薬剤を使用する重要性が強調されている[4]．抗真菌薬予防投与の期間に関して明確な根拠はないが，ASCOのガイドラインでは好中球数が回復するまでとしている[4]．

好中球減少患者を対象としたメタアナリシスで，深在性真菌症発症率が15%以上の高リスク群において，FLCZによる予防効果が示された[1]．抗糸状菌活性を有するイトラコナゾール（ITCZ）内用液とFLCZを比較したメタアナリシスでは，ITCZ内用液のほうが深在性真菌症の予防効果に優れ，また侵襲性アスペルギルス症の発症を抑制する傾向がみられたが，有害事象の発現率はFLCZよりも高率であった．ただし，海外臨床試験でのITCZ内用液の用量は5mg/kgあるいは400mg/日と，わが国で多く用いられる200mg/日と異なっている[3]．アムホテリシンBおよびリポソーム製剤（予防投与は本邦未承認）と同じくムーコルに対しても抗菌活性を有するポサコナゾール（PSCZ）は，AML，MDSに対するがん薬物療法において，FLCZ，ITCZと比較して深在性真菌症の発症予防効果が高く，全生存率も改善させることがCornelyらによって示されている[5]．

脱メチル化薬のアザシチジンは高リスクMDSに対する標準治療薬である．MDSを含むRCTはいずれもアザシチジン以前のものであり，強力ながん薬物療法が施行された症例のみが対象となっている点に注意が必要である[1〜3]．MDSは長期間にわたり好中球減少症をきたすが，アザシチジン，レナリドミド，免疫抑制療法，輸血やサイトカイン療法，経過観察と治療は多様化しており，深在性真菌症発症リスクを検討した前向き試験は存在しない．アザシチジンは，抗真菌薬の予防投与を行わなくても深在性真菌症発症率は3.3％〜14.4％であるが[6,7]，治療開始時に好中球減少症を認めるときはそうでない場合と比較して真菌症の発症率は3倍以上であるため[8]，1〜2サイクルの投与時やアザシチジンの抵抗性はリスク因子としてあげられる[6,7]．脱メチル化薬による治療において，PSCZ予防投与は深在性真菌症発症率が有意に低下するとの後方視的解析があり[9]，高リスクMDSに対するアザシチジン療法では抗糸状菌活性を有する抗真菌薬の予防投与は妥当と考えられる．また，低〜中間リスクのMDSでは，深在性真菌症発症率が2％未満であることから欧州のガイドラインでは予防投与を推奨していない[10]．ただし，MDS患者は，好中球機能低下，B細胞，T細胞，NK細胞の障害，輸血後鉄過剰症による易感染性をきたすため，個々の症例で深在性真菌症発症の高リスクと判断されれば予防投与を行ってもよいと考える．

以上より，急性白血病に対するがん薬物療法や自家移植併用の大量がん薬物療法で粘膜障害を伴う場合，防護環境下でFLCZ投与を行う場合もあるが，高度な好中球減少症を伴うがん薬物療法など糸状菌感染のリスクを有すると考えられる場合には，抗糸状菌活性を有するトリアゾール系薬剤（ITCZ，VRCZ，PSCZ）が考慮される．エキノキャンディン系薬剤は，MCFGが造血幹細胞移植（約半数が自家移植）におけるRCTにてFLCZよりも優れた予防効果を示し[11]，また別のRCTではITCZ内用液と同等の予防効果を示しつつ忍容性でITCZより優れていた[12]．

近年，新規薬剤の開発が進んでいる多発性骨髄腫では，治療成績の向上が目覚ましい[13]．一方，骨髄腫は高齢者が多く，またがん薬物療法による骨髄抑制は感染症のリスクとなるため，感染予防は重要である．2022年に国際骨髄腫ワーキンググループ（IMWG）より感染症予防に関するコンセンサスガイドラインが打ち出され，好中球数100/μL未満で重症粘膜障害を伴う場合にはFLCZまたはMCFGの予防投与を，好中球数100/μL未満の期間が7日間を超える場合はVRCZあるいはPSCZの予防投与が推奨されている[14]．

文献

1） Kanda Y, Yamamoto R, Chizuka A, et al. Prophylactic action of oral fluconazole against fungal infection in neutropenic patients: a meta-analysis of 16 randomized, controlled trials. Cancer 2000; **89**: 1611-1625
2） Bow EJ, Laverdière M, Lussier N, et al. Antifungal prophylaxis for severely neutropenic

chemotherapy recipients: a meta analysis of randomized-controlled clinical trials. Cancer 2002; **94**: 3230-3246

3) Robenshtok E, Gafter-Gvili A, Goldberg E, et al. Antifungal prophylaxis in cancer patients after chemotherapy or hematopoietic stem-cell transplantation: systematic review and meta-analysis. J Clin Oncol 2007; **25**: 5471-5489

4) Taplitz RA, Kennedy EB, Bow EJ, et al. Antimicrobial Prophylaxis for Adult Patients with Cancer-Related Immunosuppression: ASCO and IDSA Clinical Practice Guideline Update. J Clin Oncol 2018; **36**: 3043-3054

5) Cornely OA, Maertens J, Winston DJ, et al. Posaconazole vs. fluconazole or itraconazole prophylaxis in patients with neutropenia. N Engl J Med 2007; **356**: 348-359

6) Merkel D, Filanovsky K, Gafter-Gvili A, et al. Predicting infections in high-risk patients with myelodysplastic syndrome/acute myeloid leukemia treated with osaconazol: a retrospective multicenter study. Am J Hematol 2013; **88**: 130-134

7) Pomares H, Arnan M, Sanchez-Ortega I, et al. Invasive fungal infections in AML/MDS patients treated with osaconazol: a risk worth considering antifungal prophylaxis? Mycoses 2016; **59**: 516-519

8) Kim GYG, Burns J, Freyer CW, et al. Risk of invasive fungal infections in patients with high-risk MDS and AML receiving hypomethylating agents. Am J Hematol 2020; **95**: 792-798

9) Kang KW, Lee BH, Jeon MJ, et al. Efficacy of osaconazole prophylaxis in acute myeloid leukemia and myelodysplastic syndrome patients treated with hypomethylating agents. Ther Adv Hematol 2020; **11**: 2040620720966882

10) Maertens JA, Girmenia C, Brüggemann RJ, et al. European guidelines for primary antifungal prophylaxis in adult haematology patients: summary of the updated recommendations from the European Conference on Infections in Leukaemia. J Antimicrob Chemother 2018; **73**: 3221-3230

11) van Burik JA, Ratanatharathorn V, Stepan DE, et al. Micafungin versus fluconazole for prophylaxis against invasive fungal infections during neutropenia in patients undergoing hematopoietic stem cell transplantation. Clin Infect Dis 2004; **39**: 1407-1416

12) Huang X, Chen H, Han M, et al. Multicenter, randomized, open-label study comparing the efficacy and safety of micafungin versus itraconazole for prophylaxis of invasive fungal infections in patients undergoing hematopoietic stem cell transplant. Biol Blood Marrow Transplant 2012; **18**: 1509-1516

13) Rajkumar SV, Kyle RA. Progress in myeloma: a monoclonal breakthrough. N Engl J Med 2016; **375**: 1390-1392

14) Raje NS, Anaissie E, Kumar SK, et al. Consensus guidelines and recommendations for infection prevention in multiple myeloma: a report from the International Myeloma Working Group. Lancet Haematol 2022; **9**: e143-e161

CQ16

がん薬物療法を行う場合，どのような患者に抗ヘルペスウイルス薬の予防投与は推奨されるか？

推奨

●単純ヘルペスウイルス再活性化を予防する目的で以下の患者に対して抗ヘルペスウイルス薬の予防投与を推奨する．

①自家末梢血幹細胞移植併用の大量がん薬物療法を受ける患者

[推奨の強さ：1，合意率：87.1%，エビデンスレベル C]

●水痘・帯状疱疹ヘルペスウイルス再活性化を予防する目的で以下の患者に対して抗ヘルペスウイルス薬の予防投与を推奨する．

②自家末梢血幹細胞移植併用の大量がん薬物療法を受ける患者

[推奨の強さ：1，合意率：87.1%，エビデンスレベル C]

③ベンダムスチンの投与を受ける悪性リンパ腫患者

[推奨の強さ：1，合意率：80.6%，エビデンスレベル C]

④プロテアソーム阻害薬の投与を受ける多発性骨髄腫患者

[推奨の強さ：1，合意率：80.6%，エビデンスレベル C]

解説

固形腫瘍患者に対するがん薬物療法中は，好中球減少期間が短くヘルペスウイルス（HHV）の再活性化を認める頻度が少ないため，抗 HHV 薬の予防投与を必ずしも必要としない．

自家末梢血幹細胞移植患者に対する抗 HHV 薬の予防投与の有無を直接検証した介入研究および観察研究はみられない．当該対象症例に対して抗 HHV 薬を予防投与しなかった場合の水痘・帯状疱疹ウイルス（VZV）累積再活性化率は 26.4％との報告[1]がある．抗 HHV 薬投与により HHV 再活性化は抑えられたとする報告[2,3]や抗 HHV 薬としてアシクロビル（ACV）とバラシクロビル（VACV）の効果は同等とする報告[4]があり，本 CQ では抗 HHV 薬の予防投与を推奨する．しかしながら，ACV および VACV の投与量は，日本の保険用量に一致しない報告も含まれるため，注意が必要である．抗 HHV 薬は，単純ヘルペスウイルス（HSV）再活性化のため特に好中球減少期には有用であり，VZV 再活性化予防のためには自家末梢血幹細胞移植後少なくとも 6〜12ヵ月間の投与が必要とされる．移植前 7 日前から移植後 35 日まで ACV を 1 回 200 mg 1 日 5 回あるいは，VACV を 1 回 500 mg 1 日 2 回投与が保険適用である．移植後 35 日以降の ACV 1 回 200〜400 mg 1 日 1 回の長期投与は保険審査上認められている[5]．

急性白血病患者における抗 HHV 薬の使用を検討した RCT は 6 編[6〜11]あり，抗 HHV 薬で予防しなかった群の HSV 再活性化率は 21.6〜73.3％であったが，抗 HHV 薬で予防した群では 0〜10.5％であった．しかし，各 RCT は症例数も限られエビデンスレベルは高くない．本邦の実地臨床でもがん薬物療法中の成人急性白血病患者に対して抗HHV薬が予防投与されているのは4～22%にとどまる[12,13]．小児患者は年齢によってHHV罹患歴や乾燥弱毒生水痘ワクチンの接種状況が異なるものの，抗HHV薬を予防投与することは少ない．本CQではがん薬物療法中の急性白血病患者への抗HHV薬予防投与を推奨しない．

プリンアナログ製剤であるベンダムスチン，クラドリビン，クロファラビン，フルダラビンやネララビンは主に造血器腫瘍に対して単剤ないし他の薬剤と併用して用いられる．プリンアナログ製剤は好中球減少とともにリンパ球減少の遷延をきたし，細胞性免疫不全が顕在化することが知られている．ベンダムスチンはVZV再活性化が2～10%程度認められ，抗HHV薬による支持療法を実施した臨床試験ではVZV再活性化率は0～3%程度に抑えられた[14]．そのために実地臨床でも抗HHV薬の予防投与が行われている．ベンダムスチン投与時は，VZV発症抑制としてACVを1回200mg 1日1回使用した場合は，原則として保険審査上認められ[15]，本CQでも予防投与を推奨する．

ボルテゾミブはプロテアソーム阻害薬であり，主に多発性骨髄腫および全身性アミロイドーシスあるいは，一部の悪性リンパ腫に対して用いられる薬剤である．ボルテゾミブ併用デキサメタゾン療法は，デキサメタゾン単独投与よりもVZV再活性化が高頻度（21% vs. 11%，$p=0.003$）にみられた[16]．これを受けて多発性骨髄腫に対してボルテゾミブを投与している症例に対して抗HHV薬を用いる観察研究が4編報告され[17～20]，いずれも抗HHV薬投与によりVZV再活性化は観察されなかった．また，ボルテゾミブ以外のプロテアソーム阻害薬を用いた臨床研究では，治療薬投与期間中に抗HHV薬による予防介入がなされていた[21]．ボルテゾミブだけではなくカルフィルゾミブやイキサゾミブといった他のプロテアソーム阻害薬もVZV発症抑制としてACVを1回200mg 1日1回使用した場合は，原則として保険審査上認められ[15]，本CQでも予防投与を推奨する．

抗HHV薬による有害事象は軽微であり，抗HHV薬投与により発症率を抑制できると判断する場合には予防投与を検討するが，患者への不要な投与や漫然とした長期投与は薬剤耐性を誘導すると考えられ慎重でなければならない．好中球減少の程度と期間，リンパ球減少の程度と期間，HHV抗体価，ワクチン接種歴などを考慮し，総合的に判断する必要がある．

文献

1) Shinohara A, Osanai S, Izuka Y, et al. Herpes zoster after autologous haematopoietic stem cell transplantation without antiviral prophylaxis. Br J Haematol 2019; **186**: e195-e197

2) Erard V, Wald A, Corey L, et al. Use of long-term suppressive acyclovir after hematopoietic stem-cell transplantation: impact on herpes simplex virus (HSV) disease and drug-resistant HSV disease. J Infect Dis 2007; **196**: 266-270

3) Kawamura K, Hayakawa J, Akahoshi Y, et al. Low-dose acyclovir prophylaxis for the prevention of herpes simplex virus and varicella zoster virus diseases after autologous hematopoietic stem cell transplantation. Int J Hematol 2015; **102**: 230-237

4) Dignani MC, Mykietiuk A, Michelet M, et al. Valacyclovir prophylaxis for the prevention of Herpes simplex virus reactivation in recipients of progenitor cells transplantation. Bone Marrow Transplant 2002; **29**: 263-267

5) 平成23年9月26日保医発0928第1号「医薬品の適応外使用に係る保険診療上の取り扱いについて」

6) Anderson H, Scarffe JH, Sutton RN, et al. Oral acyclovir prophylaxis against herpes simplex virus in non-Hodgkin lymphoma and acute lymphoblastic leukaemia patients receiving remission

induction chemotherapy: a randomized double blind, placebo controlled trial. Br J Cancer 1984; **50**: 45-49

7) Bergmann OJ, Ellermann-Eriksen S, Mogensen SC, Ellegaard J. Acyclovir given as prophylaxis against oral ulcers in acute myeloid leukemia: randomized, double blind, placebo controlled trial. BMJ 1995; **310**: 1169-1172
8) Bubley GJ, Chapman B, Chapman SK, et al. Effect of acyclovir on radiation- and chemotherapy-induced mouth lesions. Antimicrob Agents Chemother 1989; **33**: 862-865
9) Hann IM, Prentice HG, Blacklock HA, et al. Acyclovir prophylaxis against herpes virus infections in severely immunocompromised patients: randomized double blind trial. Br Med J 1983; **287**: 384-388
10) Lonnqvist B, Palmblad J, Ljungaman P, et al. Oral acyclovir as prophylaxis for bacterial infections during induction therapy for acute leukaemia in adults. The Leukemia Group of Middle Sweden. Support Care Cancer 1993; **1**: 139-144
11) Saral R, Ambinder RF, Burns WH, et al. Acyclovir prophylaxis against herpes simplex virus infection in patients with leukemia: a randomized, double-blind, placebo-controlled study. Ann Internal Med 1983; **99**: 773-776
12) Kimura SI, Fujita H, Kato H, et al. Management of infection during chemotherapy for acute leukemia in Japan: a nationwide questionnaire-based survey by the Japan Adult Leukemia Study Group. Support Care Cancer 2017; **25**: 3515-3521
13) Kimura SI, Fujita H, Handa H, et al. Real-world management of infection during chemotherapy for acute leukemia in Japan: from the results of a nationwide questionnaire-based survey by the Japan Adult Leukemia Study Group. Int J Hematol 2020; **112**: 409-417
14) 2. 感染症．トレアキシン適正使用ガイド（2021 年 4 月作成）［最終アクセス 2023 年 12 月 22 日］
15) 令和元年 9 月 30 日保医発 0930 第 2 号「医薬品の適応外使用に係る保険診療上の取り扱いについて」
16) Chanan-Khan A, Sonneveld P, Shuster MW, et al. Analysis of herpes zoster events among bortezomib-treated patients in the phase III APEX study. J Clin Oncol 2008; **26:** 4784-4790
17) Pour L, Adam Z, Buresova L, et al. Varicella-zoster virus prophylaxis with low-dose acyclovir in patients with multiple myeloma treated with bortezomib. Clin Lymph Myeloma 2009; **9**: 151-153
18) Aoki T, Nishiyama T, Imahashi N, Kitamura K. Efficacy of continuous, daily, oral, ultra-low-dose 200mg acyclovir to prevent herpes zoster events among bortezomib treated patients: a report from retrospective study. Jpn J Clin Oncol 2011; **41**: 876-881
19) Vickrey E, Allen S, Mehta J, Singhal S. Acyclovir to prevent reactivation of varicella zoster virus (herpes zoster) in multiple myeloma patients receiving bortezomib therapy. Cancer 2009; **115**: 229-232
20) Fukushima T, Sato T, Nakamura T, et al. Daily 500mg valacyclovir is effective for prevention of varicella zoster virus reactivation in patients with multiple myeloma treated with bortezomib. Anticancer Res 2012; **32**: 5437-5440
21) 3.14 感染症．カイプロリス適正使用ガイド（2021 年 11 月作成）［最終アクセス 2023 年 12 月 22 日］

CQ17

がん薬物療法を行う場合，どのような患者にニューモシスチス肺炎（PJP）に対する予防投与は推奨されるか？

推奨

●PJP を予防する目的で，以下の患者に推奨される．

①同種造血幹細胞移植を受ける患者
［推奨の強さ：1，合意率：100.0%，エビデンスレベル A］

②急性リンパ性白血病の患者
［推奨の強さ：1，合意率：93.5%，エビデンスレベル B］

③成人 T 細胞性白血病の患者
［推奨の強さ：1，合意率：93.5%，エビデンスレベル C］

④リツキシマブ併用薬物療法を受ける患者
［推奨の強さ：2，合意率：80.6%，エビデンスレベル B］

⑤プリンアナログなど T 細胞を減少させる薬剤の治療を受ける患者
［推奨の強さ：1，合意率：77.4%，エビデンスレベル C］

⑥副腎皮質ステロイド（プレドニゾロン換算で 20mg を 4 週間以上）を投与される患者
［推奨の強さ：1，合意率：96.8%，エビデンスレベル C］

⑦放射線治療とテモゾロミドの併用療法を受ける患者
［推奨の強さ：1，合意率：87.1%，エビデンスレベル C］

解説

非 HIV 感染の造血器腫瘍患者や臓器移植患者を対象とした RCT のメタアナリシスにおいて，ST 合剤の予防投与は，ニューモシスチス肺炎（*Pneumocystis jirovecii* pneumonia：PJP）の発症のリスクを 91%低下させることが示されている．ST 合剤では投与中止を余儀なくされるような有害事象が 3.1%の症例でみられるため，PJP の発症リスクが 3.5%以上ある場合には有益性が有害事象などのリスクを上回るため投与が推奨される[1)]．

同種造血幹細胞移植患者での観察研究では，ST 合剤の予防投与例は非投与例と比較して PJP の発症率が有意に低下していた[2)]．NCCN ガイドラインでは，移植片の生着後半年間および半年経過後も免疫抑制薬の投与を受けている場合は，PJP に対する予防投与継続を推奨している[3)]．

急性リンパ性白血病は予防内服を行わない場合の PJP 発症率は 21%[4)]，成人 T 細胞性白血病では 16.6%であり[5)]，ST 合剤による PJP の予防が推奨される．

悪性リンパ腫に対するリツキシマブ投与時の PJP 発症に関して検討したメタアナリシスによると，リツキシマブ非併用時の PJP 発生率は 0.5%だったのに対し，リツキシマブ併用時は 3.0%と有意な上昇がみられた[6)]．本解析では ST 合剤の予防投与により PJP 発症の相対リスクは 0.28

に低下することが示されている．ECIL（European Conference on Infections in Leukaemia）ガイドラインでは，R-CHOP療法時のルーチンでのPJP予防は推奨されていないが[7]，がん薬物療法を受ける非HIV患者に発症したPJPはHIV感染者でのPJPに比べて予後不良であり[8]，リツキシマブ併用薬物療法を受ける患者にはPJP予防が弱く推奨される．CD30抗体製剤であるブレンツキシマブ ベドチンに関しては，pivotal studyにおいてPJP予防が全例に行われPJPの発症例はみられず[9]，臨床例においてもPJP発症は症例報告レベルにとどまる．

プリンアナログであるフルダラビンはPJPの発症リスクになることが報告されており[10]，プリンアナログの治療を受ける患者ではPJP予防が推奨される．CD52抗体製剤であるアレムツズマブは，フルダラビン治療歴のある慢性リンパ性白血病患者に対するP2試験で24例中2例でのPJP発症が観察されており[11]，PJP予防が推奨される．ブルトン型チロシンキナーゼ阻害薬イブルチニブはコホート研究において，378例中4例で経過観察中にPJPを発症した．イブルチニブ投与による直接的なPJP発症リスク増加に関しては不明であるが，免疫がん薬物療法施行歴があるなどリスクの高い患者ではPJP予防を検討する．

ベンダムスチンはCD4陽性リンパ球を強く抑制する薬剤である．65歳以上の低悪性度リンパ腫患者での解析では，サードライン時にベンダムスチンを投与した例は非投与例と比較して有意にPJP発症率が増加した[12]．多発性骨髄腫に使用されるCD38抗体製剤のダラツムマブ，イサツキシマブはPJPの発症リスクを特に増加させない[13]．

副腎皮質ステロイドの長期投与もPJP発症リスクとなる．NCCNのガイドラインではプレドニゾロン換算で20mgを4週以上投与する場合にPJP予防投与を行うことが推奨されている[3]．PJPを発症した血液疾患，固形腫瘍，臓器移植，炎症性疾患患者116人を解析した後方視的研究では，投与量はプレドニゾロン換算では平均30mg，投与期間は平均12週間であった[14]．一方，わずか16mgもしくは8週間の投与でPJPを発症した患者も25％で認められた．

テモゾロミドはCD4リンパ球数を強く抑制する薬剤であり，悪性神経膠腫でのテモゾロミドと放射線療法との併用では，臨床試験の段階からPJP予防が行われている[15]．

自家移植時のPJPについては，発症率が有意に増加するエビデンスはなく，予防投与の推奨から除外した．

PJP予防に用いる薬剤として，ST合剤が推奨される．ST合剤（1錠中にトリメトプリム80mg/スルファメトキサゾール400mg）の1日1錠の連日投与が標準かつ簡便であるが，1日2錠の週2回投与，1錠の週3回でも十分な予防効果が得られるという日本からの報告もある[16,17]．中毒疹などのアレルギーが起こった場合，ごく少量から再開し，5〜9日間かけて通常量に増量する減感作療法も有効とされる[18,19]．ST合剤を投与困難と判断した場合は，アトバコン内服もしくはペンタミジン吸入を行うが，ST合剤に比較して予防効果は劣る[20]．アトバコン内用懸濁液は1日1回10mLを食後に服用する．アトバコンは高価だが，副作用が少なく忍容性が高い．ペンタミジン吸入は，300mgを3〜6mLの注射用水に溶解し4週間ごとに超音波式，もしくはジェット式ネブライザーで行う．催奇形性の問題から職員への曝露を避けること，またネブライザーはエアロゾルを発生させることから新型コロナウイルス感染症の流行下では十分な換気をしなくてはならない[21]．

PJPは腎移植を受ける患者，造血器腫瘍の症例でアウトブレイクし，ヒト–ヒト間で空気感染する可能性が指摘されている[22]．

文献

1) Green H, Paul M, Vidal L, et al. Prophylaxis of Pneumocystis pneumonia in immunocompromised non-HIV-infected patients: systematic review and meta-analysis of randomized controlled trials. Mayo Clin Proc 2007; **82**: 1052-1059
2) Souza JP, Boeckh M, Gooley TA, et al. High rates of Pneumocystis carinii pneumonia in allogeneic blood and marrow transplant recipients receiving dapsone prophylaxis. Clin Infect Dis 1999; **29**: 1467-1471
3) Baden LR, Swaminathan S, Angarone M, et al. Prevention and Treatment of Cancer-Related Infections, Version 2.2016, NCCN Clinical Practice Guidelines in Oncology. J Natl Compr Canc Netw 2016; **14**: 882-913
4) Hughes WT, Rivera GK, Schell MJ, et al. Successful intermittent chemoprophylaxis for Pneumocystis carinii pneumonitis. N Engl J Med 1987; **316**: 1627-1632
5) Maeda T, Babazono A, Nishi T, et al. Quantification of the effect of chemotherapy and steroids on risk of Pneumocystis jiroveci among hospitalized patients with adult T-cell leukaemia. Br J Haematol 2015; **168**: 501-506
6) Jiang X, Mei X, Feng D, et al. Prophylaxis and treatment of Pneumocystis jiroveci pneumonia in lymphoma patients subjected to rituximab-contained therapy: a systemic review and meta-analysis. PLoS One 2015; **10**: e0122171
7) Maertens J, Cesaro S, Maschmeyer G, et al. ECIL guidelines for preventing Pneumocystis jirovecii pneumonia in patients with haematological malignancies and stem cell transplant recipients. J Antimicrob Chemother 2016; **71**: 2397-2404
8) Schmidt JJ, Lueck C, Ziesing S, et al. Clinical course, treatment and outcome of Pneumocystis pneumonia in immunocompromised adults: a retrospective analysis over 17 years. Crit Care 2018; **22**: 307
9) Younes A, Gopal AK, Smith SE, et al. Results of a pivotal phase II study of brentuximab vedotin for patients with relapsed or refractory Hodgkin's lymphoma. J Clin Oncol 2012; **30**: 2183-2189
10) Byrd JC, Hargis JB, Kester KE, et al. Opportunistic pulmonary infections with fludarabine in previously treated patients with low-grade lymphoid malignancies: a role for Pneumocystis carinii pneumonia prophylaxis. Am J Hematol 1995; **49**: 135-142
11) Rai KR, Freter CE, Mercier RJ, et al. Alemtuzumab in previously treated chronic lymphocytic leukemia patients who also had received fludarabine. J Clin Oncol 2002; **20**: 3891-3897
12) Fung M, Jacobsen E, Freedman A, et al. Increased Risk of Infectious Complications in Older Patients With Indolent Non-Hodgkin Lymphoma Exposed to Bendamustine. Clin Infect Dis 2019; **68**: 247-255
13) Drgona L, Gudiol C, Lanini S, et al. ESCMID Study Group for Infections in Compromised Hosts (ESGICH) Consensus Document on the safety of targeted and biological therapies: an infectious diseases perspective (Agents targeting lymphoid or myeloid cells surface antigens [II]: CD22, CD30, CD33, . Clin Microbiol Infect 2018; **24** (Suppl 2): S83-S94
14) Yale SH, Limper AH. Pneumocystis carinii pneumonia in patients without acquired immunodeficiency syndrome: associated illness and prior corticosteroid therapy. Mayo Clin Proc 1996; **71**: 5-13
15) Stupp R, Mason WP, van den Bent MJ, et al. Radiotherapy plus concomitant and adjuvant temozolomide for glioblastoma. N Engl J Med 2005; **352**: 987-996
16) Muto T, Takeuchi M, Kawaguchi T, et al. Low-dose trimethoprim-sulfamethoxazole for Pneumocystis jiroveci pneumonia prophylaxis after allogeneic hematopoietic SCT. Bone marrow transplantation 2011; **46**: 1573-1575
17) Shimizu R, Sakemura R, Iwata S, et al. [Pneumocystis pneumonia prophylaxis with low-dose trimethoprim/sulfamethoxazole during rituximab-containing chemotherapy]. Rinsho Ketsueki

2019; **60**: 365-371
18) Pryor JB, Olyaei AJ, Kirsch D, et al. Sulfonamide desensitization in solid organ transplant recipients: a protocol-driven approach during the index transplant hospitalization. Transpl Infect Dis 2019; **21**: e13191
19) Negishi S, Miyao K, Ohara F, et al. Feasibility of trimethoprim/sulfamethoxazole desensitization therapy in hematological diseases. Clin Exp Med 2023; **23**: 1285-1291
20) Vasconcelles MJ, Bernardo M V, King C, et al. Aerosolized pentamidine as pneumocystis prophylaxis after bone marrow transplantation is inferior to other regimens and is associated with decreased survival and an increased risk of other infections. Biol blood marrow Transplant 2000; **6**: 35-43
21) Kato H, Ohya T, Arai Y, et al. Visualization of droplet spread produced by a nebulizer during the COVID-19 pandemic. QJM 2021; **114**: 623-624
22) Yiannakis EP, Boswell TC. Systematic review of outbreaks of Pneumocystis jirovecii pneumonia: evidence that P. jirovecii is a transmissible organism and the implications for healthcare infection control. J Hosp Infect 2016; **93**: 1-8

CQ18

がん薬物療法を行う場合，B 型肝炎のスクリーニングとモニタリングは行うべきか？

推奨

- **全例で B 型肝炎のスクリーニングを行うことを推奨する．**
  - **がん薬物療法施行前に全例で HBs 抗原，HBc 抗体，HBs 抗体を測定する．**
  - **HBc 抗体または HBs 抗体陽性の場合は，HBV DNA を測定する．**

  [推奨の強さ：1，合意率：90.3%，エビデンスレベル B]
- **B 型肝炎の感染状況や治療薬から HBV 再活性化のリスクを判断し，核酸アナログの予防投与や HBV DNA 量のモニタリングを行うことを推奨する．**

  [推奨の強さ：1，合意率：93.5%，エビデンスレベル B]

解説

がん薬物療法や免疫抑制療法により，B 型肝炎ウイルス（hepatitis B virus：HBV）が再増殖することを再活性化といい，HBs 抗原陽性者（慢性活動性肝炎，非活動性キャリア）と既往感染者（HBs 抗原陰性かつ HBc 抗体または HBs 抗体陽性）からの再活性化に分類される．HBV 再活性化による肝炎は重症化しやすいだけでなく，原疾患の治療も困難にするため，発症を予防することが重要である．

造血器腫瘍における HBV 再活性化のリスクは，HBs 抗原陽性者の 48%から既往感染者の 18%の範囲とされ[1,2]，固形腫瘍における再活性化のリスクは，HBs 抗原陽性者で約 25%，既往感染者で約 3%と推定されている[3]．

造血器腫瘍に対するリツキシマブまたはフルダラビンを使用するがん薬物療法では，HBV 再活性化のリスクが高く，HBs 抗原陽性者では 20～50%，既往感染者では 12～23%とされている[4,5]．さらにリツキシマブとステロイド併用療法による再活性化は劇症化率が高く，劇症化した場合の死亡率も高い[6,7]．そのため，HBs 抗原陽性者のみならず既往感染者からの再活性化にも注意が必要である．また，リツキシマブと同様に抗 CD20 モノクローナル抗体であるオビヌツズマブも再活性化のリスクが高いことが報告されている[8]．その他のがん薬物療法では，HBs 抗原陽性者からの再活性化が主体であり，既往感染者からの再活性化は 1～3%と少ない[9~11]が，ステロイドやアンスラサイクリン系抗がん薬を含むがん薬物療法では，再活性化が比較的多く，注意が必要である[12,13]．

免疫抑制作用を持つ分子標的治療薬を用いた治療時も，HBV 再活性化による肝炎が報告されている[14,15]．

免疫チェックポイント阻害薬の投与では，免疫関連有害事象が発生し，ステロイド投与が必要となる場合があるため，HBV 再活性化や重篤な肝障害の発症に注意が必要である．治療中の再活性化については，複数の症例報告[16,17]や，後方視的なコホート研究[18,19]が散見されるが，薬剤自体による再活性化の頻度やリスク因子について十分に検証されていない．

海外のガイドライン[20~22]を参照すると，スクリーニング検査の対象や項目については若干の差異があるが，最新のASCOガイドライン[23]では，がん薬物療法を予定している全患者に対して，HBs抗原，HBc抗体，HBs抗体の3項目によるスクリーニングを推奨している．これはHBV再活性化のリスクがある全患者の同定が可能なためであり，大規模前向きコホート研究[24,25]が後押ししている．固形腫瘍においてもシステマティックレビュー[3,26]が存在し，HBVスクリーニングを支持する結果が示されている．

HBV再活性化の可能性がある抗がん薬や分子標的治療薬，免疫チェックポイント阻害薬による治療を行う際は，HBs抗原陽性の非活動性キャリアや，治療開始前のHBV DNA量が20 IU/mL（1.3 Log IU/mL）以上の既往感染者に対しては，速やかに核酸アナログの予防投与を開始し，可能な限りHBV DNA量を低下させておくことが重要である．

わが国では，厚生労働省研究班によるリツキシマブ＋ステロイド併用がん薬物療法を行った悪性リンパ腫症例を対象とした多施設共同臨床研究の最終報告が公表され，治療中のHBV DNAモニタリングの有用性が検証された[27]．リツキシマブ，オビヌツズマブ，フルダラビンを用いるがん薬物療法では，HBV DNA量を月1回モニタリングし，抗CD20モノクローナル抗体以外や固形腫瘍に対するがん薬物療法を行う場合には，治療内容を考慮して1～3ヵ月ごとを目安にモニタリングの時期を検討する．いずれの場合も治療終了後，少なくとも12ヵ月間はモニタリングを含めた経過観察を行う．

本邦では，2009年に厚生労働省研究班による「免疫抑制・化学療法により発症するB型肝炎対策ガイドライン」に基づいたB型肝炎治療ガイドラインが発表され，現在は，第4版[28]として，HBVスクリーニングおよびHBV DNA定量モニタリングについて具体的な指針が示されている．

がん薬物療法を行う場合，造血器腫瘍，固形腫瘍を問わず，HBV再活性化予防のため，B型肝炎治療ガイドライン[28]にある，「免疫抑制・化学療法により発症するB型肝炎対策ガイドライン」のフローチャート（図1）に基づいて，全例でB型肝炎のスクリーニングを行う．HBs抗原陽性の場合は速やかな核酸アナログの予防投与が推奨され，HBs抗原陰性かつHBc抗体またはHBs抗体陽性の場合はHBV DNAを測定することが推奨される．

HBV再活性化のリスクが認められた場合や，治療中にHBV再活性化が認められた場合，核酸アナログの投与開始ならびに終了にあたっては，肝臓専門医にコンサルトすることが望ましい．

文献

1) Loomba R, Rowley A, Wesley R, et al. Systematic review: The effect of preventive lamivudine on hepatitis B reactivation during chemotherapy. Ann Intern Med 2008; **148**: 519-528
2) Huang YH, Hsiao LT, Hong YC, et al. Randomized controlled trial of entecavir prophylaxis for rituximab-associated hepatitis B virus reactivation in patients with lymphoma and resolved hepatitis B. J Clin Oncol 2013; **31**: 2765-2772
3) Paul S, Saxena A, Terrin N, et al. Hepatitis B virus reactivation and prophylaxis during solid tumor chemotherapy: a systematic review and meta-analysis. Ann Intern Med 2016; **164**: 30-40
4) Hui CK, Cheung WW, Zhang HY, et al. Kinetics and risk of de novo hepatitis B infection in HBsAg-negative patients undergoing cytotoxic chemotherapy. Gastroenterology 2006; **131**: 59-68
5) Yeo W, Chan TC, Leung NW, et al. Hepatitis B virus reactivation in lymphoma patients with prior resolved hepatitis B undergoing anticancer therapy with or without rituximab. J Clin Oncol 2009; **27**: 605-611

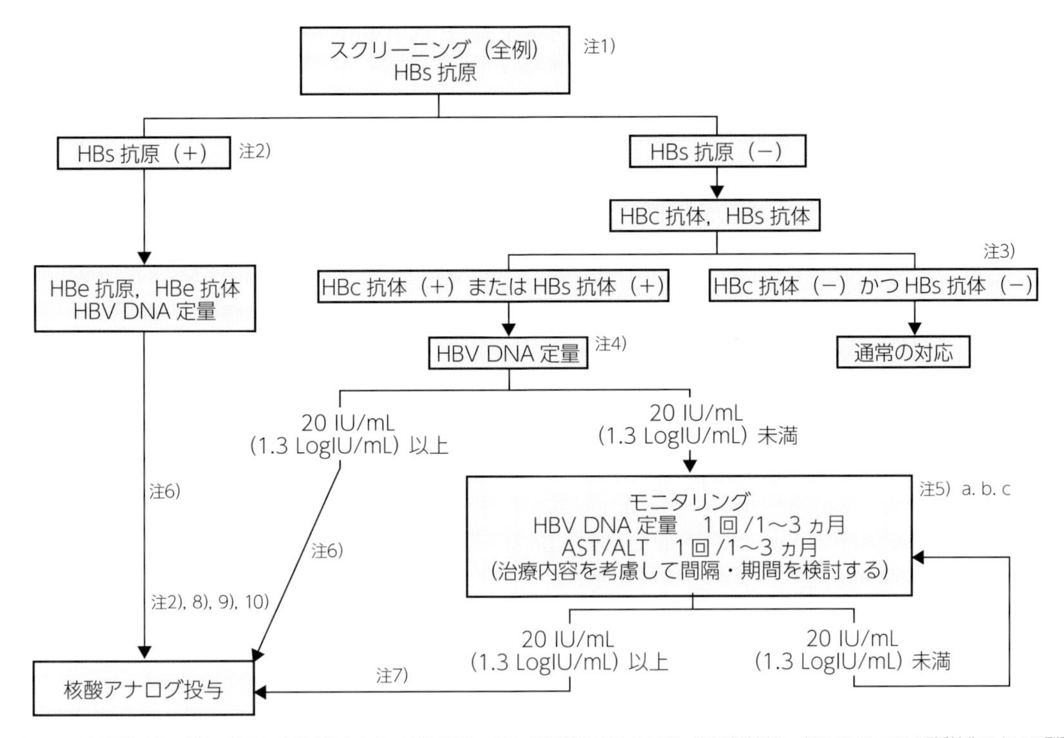

補足：血液悪性疾患に対する強力な化学療法中あるいは終了後に，HBs 抗原陽性あるいは HBs 抗原陰性例の一部において HBV 再活性化により B 型肝炎が発症し，その中には劇症化する症例があり，注意が必要である．また，血液悪性疾患または固形がんに対する通常の化学療法およびリウマチ性疾患・膠原病などの自己免疫疾患に対する免疫抑制療法においても HBV 再活性化リスクを考慮して対応する必要がある．通常の化学療法および免疫抑制療法においては，HBV 再活性化，肝炎の発症，劇症化の頻度は明らかではなく，ガイドラインに関するエビデンスは十分ではない．また，核酸アナログ投与による劇症化予防効果を完全に保証するものではない．

注 1)　免疫抑制・化学療法前に，HBV キャリアおよび既往感染者をスクリーニングする．HBs 抗原，HBc 抗体および HBS 抗体を測定し，HBs 抗原が陽性のキャリアか，HBs 抗原が陰性で HBs 抗体，HBc 抗体のいずれか，あるいは両者が陽性の既往感染かを判断する．HBs 抗原・HBc 抗体および HBs 抗体の測定は，高感度の測定法を用いて検査することが望ましい．また，HBs 抗体単独陽性（HBs 抗原陰性かつ HBc 抗体陰性）例においても，HBV 再活性化は報告されており，ワクチン接種歴が明らかである場合を除き，ガイドラインに従った対応が望ましい．

注 2)　HBs 抗原陽性例は肝臓専門医にコンサルトすること．また，すべての症例において核酸アナログの投与開始ならびに終了にあたって肝臓専門医にコンサルトするのが望ましい．

注 3)　初回化学療法開始時に HBc 抗体，HBs 抗体未測定の再治療例および既に免疫抑制療法が開始されている例では，抗体価が低下している場合があり，HBV DNA 定量検査などによる精査が望ましい．

注 4)　既往感染者の場合は，リアルタイム PCR 法により HBV DNA をスクリーニングする．

注 5)

a. リツキシマブ・オビヌツズマブ（± ステロイド），フルダラビンを用いる化学療法および造血幹細胞移植：既往感染者からの HBV 再活性化の高リスクであり，注意が必要である．治療中および治療終了後少なくとも 12 ヵ月の間，HBV DNA を月 1 回モニタリングする．造血幹細胞移植例は，移植後長期間のモニタリングが必要である．

b. 通常の化学療法および免疫作用を有する分子標的治療薬を併用する場合：頻度は少ないながら，HBV 再活性化のリスクがある．HBV DNA 量のモニタリングは 1～3 ヵ月ごとを目安とし，治療内容を考慮して間隔および期間を検討する．血液悪性疾患においては慎重な対応が望ましい．

c. 副腎皮質ステロイド薬，免疫抑制薬，免疫抑制作用あるいは免疫修飾作用を有する分子標的治療薬による免疫抑制療法：HBV 再活性化のリスクがある．免疫抑制療法では，治療開始後および治療内容の変更後（中止を含む）少なくとも 6 ヵ月間は，月 1 回の HBV DNA 量のモニタリングが望ましい．なお，6 ヵ月以降は 3 ヵ月ごとの HBV DNA 量測定を推奨するが，治療内容に応じて迅速診断に対応可能な高感度 HBs 抗原測定（感度 0.005 IU/mL）あるいは高感度 HB コア関連抗原測定（感度 2.1 logU/mL）で代用することは可能である．

注 6)　免疫抑制・化学療法を開始する前，できるだけ早期に核酸アナログ投与を開始する．ことに，ウイルス量が多い HBs 抗原陽性例においては，核酸アナログ予防投与中であっても劇症肝炎による死亡例が報告されており，免疫抑制・化学療法を開始する前にウイルス量を低下させておくことが望ましい．

注 7)　免疫抑制・化学療法中あるいは治療終了後に，HBV DNA 量が 20 IU/mL（1.3 LogIU/mL）以上になった時点で直ちに核酸アナログ投与を開始する（20 IU/mL 未満陽性の場合は，別のポイントでの再検査を推奨する）．高感度 HBs 抗原モニタリングにおいて 1 IU/mL 未満陽性（低値陽性）あるいは高感度 HB コア関連抗原陽性の場合は，HBV DNA を追加測定して 20 IU/mL 以上であることを確認した上で核酸アナログ投与を開始する．免疫抑制・化学療法中の場合，免疫抑制薬や免疫抑制作用のある抗腫瘍薬は直ちに投与を中止するのではなく，対応を肝臓専門医と相談する．

注 8)　核酸アナログは薬剤耐性の少ない ETV，TDF，TAF の使用を推奨する．

注 9)　下記の①か②の条件を満たす場合には核酸アナログ投与の終了が可能であるが，その決定については肝臓専門医と相談した上で行う．
①スクリーニング時に HBs 抗原陽性だった症例では，B 型慢性肝炎における核酸アナログ投与終了基準を満たしていること．②スクリーニング時に HBc 抗体陽性または HBs 抗体陽性だった症例では，（1）免疫抑制・化学療法終了後，少なくとも 12 ヵ月間は投与を継続すること．（2）この継続期間中に ALT（GPT）が正常化していること（ただし HBV 以外に ALT 異常の原因がある場合は除く）．（3）この継続期間中に HBV DNA が持続陰性化していること．（4）HBs 抗原および HB コア関連抗原も持続陰性化することが望ましい．

注 10)　核酸アナログ投与終了後少なくとも 12 ヵ月間は，HBV DNA モニタリングを含めて厳重に経過観察する．経過観察方法は核酸アナログの使用上の注意に基づく．経過観察中に HBV DNA 量が 20 IU/mL（1.3 LogIU/mL）以上になった時点で直ちに投与を再開する．

図 1　「免疫抑制・化学療法により発症する B 型肝炎対策ガイドライン」のフローチャート

［日本肝臓学会 肝炎診療ガイドライン作成委員会 編「B 型肝炎治療ガイドライン（第 4 版）」2022 年 6 月，p.98-100 [28] より許諾を得て転載　https://www.jsh.or.jp/medical/guidelines/jsh_guidlines/hepatitis_b.html（2023 年 12 月参照）］

6) Oketani M, Ido A, Uto H, et al. Prevention of hepatitis B virus reactivation in patients receiving immunosuppressive therapy or chemotherapy. Hepatol Res 2012; **42**: 627-636
7) Hsu C, Tsou H, Lin S, et al. Incidence of hepatitis B (HBV) reactivation in non-Hodgkins lymphoma patients with resolved HBV infection and received rituximab-containing chemotherapy. Hepatol Int 2012; **6**: 65
8) Kusumoto S, Arcaini L, Hong X, et al. Risk of HBV reactivation in patients with Bcell lymphomas receiving obinutuzumab or rituximab immunochemotherapy. Blood 2019; **133**: 137-146
9) Yeo W, Chan PK, Ho WM, et al. Lamivudine for the prevention of hepatitis B virus reactivation in hepatitis B s-antigen seropositive cancer patients undergoing cytotoxic chemotherapy. J Clin Oncol 2004; **22**: 927-934
10) Lau GK, Yiu HH, Fong DY, et al. Early is superior to deferred preemptive lamivudine therapy for hepatitis B patients undergoing chemotherapy. Gastroenterology 2003; **125**: 1742-1749
11) Lok AS, Liang RH, Chiu EK, et al. Reactivation of hepatitis B virus replication in patients receiving cytotoxic therapy. Report of a prospective study. Gastroenterology 1991; **100**: 182-188
12) Yeo W, Chan PK, Zhong S, et al. Frequency of hepatitis B virus reactivation in cancer patients undergoing cytotoxic chemotherapy: a prospective study of 626 patients with identification of risk factors. J Med Virol 2000; **62**: 299-307
13) Yeo W, Zee B, Zhong S, et al. Comprehensive analysis of risk factors associating with Hepatitis B virus (HBV) reactivation in cancer patients undergoing cytotoxic chemotherapy. Br J Cancer 2004; **90**: 1306-1311
14) Iannitto E, Minardi V, Calvaruso G, et al. Hepatitis B virus reactivation and alemtuzumab therapy. Eur J Haematol 2005; **74**: 254-258
15) Noguchi Y, Tsurushima M, Tamura Y, et al. [A case of hepatitis B virus reactivation in a patient with prior resolved hepatitis B infection during bevacizumab plus FOLFIRI treatment]. Gan To Kagaku Ryoho 2013; **40**: 1561-1563
16) Koksal AS, Toka B, Eminler AT, et al. HBV-related acute hepatitis due to immune checkpoint inhibitors in a patient with malignant melanoma. Ann Oncol 2017; **28**: 3103-3104
17) Godbert B, Petitpain N, Lopez A, et al. Hepatitis B reactivation and immune check point inhibitors. Dig Liver Dis 2020; **10**: 30461-30468
18) Yoo S, Lee D, Shim JH, et al. Risk of hepatitis B virus reactivation in patients treated with immunotherapy for anti-cancer treatment. Clin Gastroenterol Hepatol 2022; **20**: 898-907
19) Zhang X, Zhou Y, Chen C, et al. Hepatitis B virus reactivation in cancer patients with positive hepatitis B surface antigen undergoing PD-1 inhibition. J Immunother Cancer 2019; **7**: 322
20) Abara WE, Qaseem A, Schillie S, et al. Hepatitis B vaccination, screening, and linkage to care: best practice advice from the American College of Physicians and the Centers for Disease Control and Prevention. Ann Intern Med 2017; **167**: 794-804
21) Arora A, Anand AC, Kumar A, et al. INASL guidelines on management of hepatitis B virus infection in patients receiving chemotherapy, biologicals, immunosupressants, or corticosteroids. J Clin Exp Hepatol 2018; **8**: 403-431
22) Reddy KR, Beavers KL, Hammond SP, et al. American Gastroenterological Association Institute guideline on the prevention and treatment of hepatitis B virus reactivation during immunosuppressive drug therapy. Gastroenterology 2015; **148**: 215-219
23) Hwang JP, Feld JJ, Hammond SP, et al. Hepatitis B virus screening and management for patients with cancer prior to therapy: ASCO Provisional Clinical Opinion Update. J Clin Oncol 2020; **38**: 3698-3715
24) Hwang JP, Lok AS, Fisch MJ, et al. Models to predict hepatitis B virus infection among patients with cancer undergoing systemic anticancer therapy: a prospective cohort study. J Clin Oncol 2018; **36**: 959-967

25) Ramsey SD, Unger JM, Baker LH, et al. Prevalence of hepatitis B virus, hepatitis C virus, and HIV infection among patients with newly diagnosed cancer from academic and community oncology practices. JAMA Oncol 2019; **5**: 497-505
26) Voican CS, Mir O, Loulergue P, et al. Hepatitis B virus reactivation in patients with solid tumors receiving systemic anticancer treatment C. Ann Oncol 2016; **27**: 2172-2184
27) Kusumoto S, Tanaka Y, Suzuki R, et al. Monitoring of hepatitis B virus (HBV) DNA and risk of HBV reactivation in B-cell lymphoma: a prospective observational study. Clin Infect Dis 2015; **61**: 719-729
28) 日本肝臓学会 肝炎診療ガイドライン作成委員会 編．B 型肝炎治療ガイドライン（第 4 版），2022 年 6 月
https://www.jsh.or.jp/medical/guidelines/jsh_guidlines/hepatitis_b.html［2024 年 1 月 17 日閲覧］

CQ19

がん薬物療法を行う場合，結核のスクリーニングは行うべきか？

推奨

●**がん薬物療法を行う場合，結核患者との接触歴や結核の既往歴などの問診と胸部 X 線画像などにより結核のスクリーニングを行う．**

［推奨の強さ：1，合意率：93.5%，エビデンスレベル C］

解説

結核菌が吸入され肺に定着することを結核「感染」，その後結核菌が活動性となり体内で増殖し症状を呈していくことを「発病」という．結核菌が感染しても多くの場合は免疫機構によって菌が封じ込められ発病にはいたらない．この状態を潜在性結核感染症（latent tuberculosis infection：LTBI）という．悪性腫瘍そのものによって，または薬物療法によって免疫が低下するとLTBI 症例の一部では菌が活動性になり結核症を発病することが懸念される．LTBI の時点で抗結核薬の治療により発病を抑制するのが LTBI 治療である．LTBI 患者が発病する確率は患者背景により異なり，各リスク要因における結核発病の相対危険度は HIV/AIDS で 50～170，血液透析の必要な慢性腎不全で 10～25，胸部 X 線画像で未治療の結核病変があると 6～19，副腎皮質ステロイドの経口使用で 2.8～7.7，その他の免疫抑制薬使用で 2～3 と報告されている[1,2]．がん患者での結核発病リスクも指摘されており，造血器腫瘍の相対危険度は 26，頭頸部がんが 16，肺がんが 9，乳腺およびその他のがんは 4 であった[3,4]．日本結核・非結核性抗酸菌症学会の指針では HIV/AIDS，珪肺，慢性腎不全，2 年以内の結核感染，未治療の陳旧性肺結核，生物学的製剤の使用，多量の副腎皮質ステロイド使用では積極的に LTBI 治療を考慮し，副腎皮質ステロイドの使用，免疫抑制薬の使用，糖尿病，胃切除などのリスク要因については複数の要因が重複する場合に LTBI 治療の考慮を推奨している[1]．

結核のスクリーニングにあたっては問診，胸部画像検査，インターフェロン γ 遊離試験（interferon-gamma release assay：IGRA）を考慮する．①結核罹患歴や結核患者との接触歴を確認し，上述のリスク要因を検討する．②がん薬物療法前に胸部 X 線や胸部 CT で活動性または陳旧性結核の合併がないか確認する．③IGRA とは結核菌特異抗原により血液中のリンパ球を刺激し，インターフェロン γ の産生を確認することで結核感染を診断する検査である．ツベルクリン反応と異なり BCG 接種の影響を受けない．日本では QFT と T-SPOT が保険適用になっている[5]．

問診と胸部画像検査で活動性肺結核を疑えば喀痰検査などにより確定診断を進めていく．2 年以内に結核患者との接触歴がある場合や，画像検査で陳旧性肺結核を疑う場合，結核の発病リスクが高いがん薬物療法を行う場合には IGRA を実施する．IGRA 陽性で発病リスクも高い場合（前述のリスク要因を有する場合）には LTBI 治療を検討する．LTBI 治療を開始する場合には

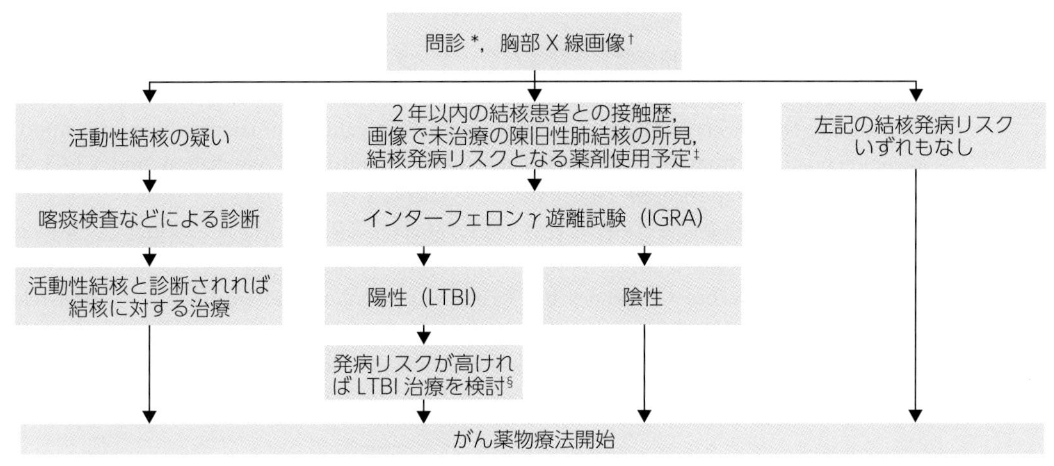

* 結核患者との接触歴，本人および家族の結核罹患歴を確認する
† 画像については呼吸器科・放射線科とともに評価する．必要に応じて胸部CT検査を行う
‡ mTOR阻害薬，JAK阻害薬，CD52標的薬，免疫チェックポイント阻害薬，多量のステロイドなど
§ 発病リスクと副作用出現の可能性のバランスや，発病した場合の周囲への影響も考慮する

図1　がん薬物療法時の結核スクリーニング

胸部CT画像で活動性肺結核（発病）でないことを確認する．LTBI治療としてはイソニアジド（INH）単剤6ヵ月または9ヵ月療法か，INH＋リファンピシン（RFP）2剤併用の3～4ヵ月療法を行う[7]．INHが使用しにくい場合にはRFP単剤4ヵ月療法も選択肢となる．RFPは多くの薬剤との相互作用がありロルラチニブやボリコナゾールなどは併用禁忌，ギルテリチニブ，イリノテカン，タモキシフェンなど複数の薬剤が併用注意となっている点に注意を要する．問診，胸部画像検査，使用予定薬剤から発病リスクに該当しない場合にはがん薬物療法を開始する（図1）．なお，IGRAの感度は90%以上とされるが高齢者や免疫低下者で感度の低下があることから，治療前にIGRA陰性であってもがん薬物療法中には結核の発病がありうることに注意する[5]．

がん薬物療法前に結核についてどこまで検索すべきか，定まった見解はないがNCCNのガイドラインはmammalian target of rapamycin（mTOR）阻害薬やJanus Kinase（JAK）阻害薬，CD52標的薬の投与前にLTBIのスクリーニングを行い検査陽性であれば治療を行うことを推奨している．また，免疫チェックポイント阻害薬使用時にも有害事象が生じた場合にステロイドを使用する可能性があるためLTBIのスクリーニングを推奨している[8]．各薬剤の添付文書ではJAK阻害薬のルキソリチニブで結核の発病は0.2%，mTOR阻害薬や抗CD52抗体では結核再活性化への注意が述べられている．

文献

1）日本結核病学会予防委員会・治療委員会．潜在性結核感染症治療指針．結核 2013; **88**: 497-512
2）Landry J, Menzies D. Preventive chemotherapy. Where has it got us? Where to go next? Int J Tuberc Lung Dis 2008; **12**: 1352-1364
3）Cheng MP, Abou Chakra CN, Yansouni CP. Risk of active tuberculosis in patients with cancer: a systematic review and meta-analysis. Clin Infect Dis 2017; **64**: 635-644
4）Kamboj M, Sepkowitz KA. The risk of tuberculosis in patients with cancer. Clin Infect Dis 2006;

42: 1592-1595

5) 日本結核・非結核性抗酸菌症学会予防委員会．インターフェロン γ 遊離試験使用指針 2021．結核 2021; **96**: 173-182

6) Sterling TR, Njie G, Zenner D, et al. Guidelines for the treatment of latent tuberculosis infection: recommendations from the National Tuberculosis Controllers Association and CDC, 2020. MMWR Recomm Rep 2020; **69**: 1-11

7) 日本結核病学会予防委員会・治療委員会．潜在性結核感染症治療レジメンの見直し．結核 2019; **94**: 515-518

8) NCCN Clinical Practice Guidelines in Oncology: prevention and treatment of cancer-related infections (Version 2.2022)
https://www.nccn.org/professionals/physician_gls/pdf/infections.pdf

CQ20
がん薬物療法を受けている患者に帯状疱疹ワクチン接種は推奨されるか？

推奨

●**がん薬物療法を受ける50歳以上の患者に対して組換え帯状疱疹ワクチンの2回接種が推奨される．**
［推奨の強さ：2，合意率：96.8%，エビデンスレベル B］

解説

水痘・帯状疱疹ウイルス（varicella zoster virus：VZV）の再活性化は，通常，帯状疱疹として疼痛を伴う片側性の水疱性皮膚疱疹を引き起こす．国内の報告では，年齢とともに帯状疱疹の発症率は増加し，3人に1人が80歳までに発症し，6.41%に再発が認められた[1)]．また，重篤な合併症で帯状疱疹の改善後も数ヵ月から数年継続する帯状疱疹後神経痛の最も重要なリスク因子は年齢であり，50歳以上で急激に頻度が上昇する[2,3)]．がん患者における帯状疱疹の発症率は，がん以外の対照群に比べ悪性リンパ腫や白血病で2.9〜4.9倍，多発性骨髄腫で4.2〜4.8倍，固形腫瘍で1.2〜1.9倍，中枢神経腫瘍で2.3倍高く，がん薬物療法に伴う免疫不全の程度の増強に伴い上昇する[4〜7)]．また，がん種別の帯状疱疹発症リスクに関しては，がん種による差が大きく，がん薬物療法の影響による可能性もある[7)]．

帯状疱疹ワクチンには生ワクチンの「乾燥弱毒生水痘ワクチン」とアジュバント配合不活化ワクチンである「乾燥組換え帯状疱疹ワクチン（チャイニーズハムスター卵巣細胞由来）」の2種類がある．前者は生ワクチンのため，免疫抑制患者や免疫不全患者に対する接種は禁忌である．一方，組換え帯状疱疹ワクチンは50歳以上の一般成人で帯状疱疹に対して約9割以上の発症予防効果や，帯状疱疹後神経痛にも予防効果を示す[8,9)]．現在，日本では50歳以上ならびに発症リスクの高い18歳以上の成人に対して組換え帯状疱疹ワクチンが承認されている．また，米国の予防接種の実施に関する諮問委員会（ACIP）では，19歳以上の免疫不全や免疫抑制を伴う疾患または治療に対する組換え帯状疱疹ワクチンの接種を推奨している[10)]．

がん薬物療法中または治療後の18歳以上の造血器腫瘍患者を対象とした第Ⅲ相無作為化観察盲検プラセボ対照試験[11)]では，がん薬物療法中または治療後に2回のワクチンを接種したあとには，非ホジキンB細胞リンパ腫および慢性リンパ性白血病患者を除く80.4%（95%CI 73.1〜86.5%）の患者に液性免疫反応の上昇が認められた．さらに，同研究の事後解析では非ホジキンB細胞リンパ腫および慢性リンパ性白血病患者を含めた造血器腫瘍患者ワクチン接種者において87.2%のワクチン有効性が認められた．同臨床試験では，ワクチン接種群の30.5%，プラセボ群の28.5%が抗ウイルス薬の予防的内服を行い，それぞれ，2.5%（79例中2例），8.2%（73例中6例）で予防内服中や内服終了後に帯状疱疹の発症がみられた[11)]．

がん薬物療法前，または治療中の 18 歳以上の固形腫瘍を対象とした第 Ⅱ，Ⅲ 相無作為化観察者盲検プラセボ対照試験[12]では，2 回の接種から 1 ヵ月後には液性免疫反応が上昇し，投与後 12 ヵ月まで細胞性免疫反応とともに持続することが確認された．また，がん薬物療法の開始時期とワクチン接種のタイミングとの関連では，治療開始の 8～30 日前に 1 回目のワクチン接種を行うことによって，治療中の接種よりも強い液性免疫反応が得られたが，接種 1 年後の免疫反応は両群ともほぼ同等であった．同臨床試験では，乳がんと大腸がんの患者が約 67%を占めており，その他のがん種における免疫反応やワクチン接種の長期予防効果についてはデータが乏しい．

一般にがん薬物療法中の患者では健常者よりも組換えワクチンの免疫原性と有効性を示す割合が低く[8, 10, 12, 13]，可能であれば，がん薬物療法の 8～30 日前に 1 回目のワクチン接種を行うことが望ましい．そうでない場合は，疾患が安定している時期にワクチン接種を行うことを検討する[10]．接種間隔は 1 回目の接種から 2～6 ヵ月後に 2 回目の接種を行うことが推奨される．

帯状疱疹発症予防の観点からみたワクチンと抗ウイルス薬との関係については，抗ウイルス薬の予防内服投与下や投与期間終了後に帯状疱疹が発症しうることや薬剤耐性化の問題もあり，必ずしもワクチン接種の効果を代替するわけではない．また，組換えワクチンは生ウイルスワクチンではないので，患者が抗ウイルス薬を服用している間でも投与が可能である．現時点では帯状疱疹発症予防効果において，ワクチン接種と抗ウイルス薬の予防内服とを比較した報告はない．帯状疱疹発症高リスクのがん薬物療法中の患者には抗ヘルペスウイルス薬の予防内服（CQ16 参照：p.68）を行い，適当な時期をみてワクチン接種も考慮する．

副反応については，局所症状として接種部位の疼痛・発赤・腫脹，全身性の症状として倦怠感・消化器症状・頭痛・筋肉痛・悪寒・発熱が報告されているが，プラセボ群と比較してグレード 4 以上の重篤な有害事象の増加は報告されていない[11, 12]．

以上より，抗ウイルス薬の予防内服中のみならず内服終了後に帯状疱疹を発症する場合もあり，がん薬物療法を受ける患者でも帯状疱疹発症および帯状疱疹後神経痛の予防効果が期待できることから，50 歳以上の患者に対して組換え帯状疱疹ワクチンの 2 回接種が推奨される．

文献

1) Shiraki K, Toyama N, Daikoku T, et al. Herpes Zoster and Recurrent Herpes Zoster. Open Forum Infect Dis 2017; **4**: ofx007
2) 石川博康，玉井克人，見坊公子ほか．多施設合同による帯状疱疹の年間統計解析の試み（2000 年 4 月～2001 年 3 月）．日皮会誌 2003; **113**: 1229-1239
3) Stein AN, Britt H, Harrison C, et al. Herpes zoster burden of illness and health care resource utilization in the Australian population aged 50 years and older. Vaccine 2009; **27**: 520-529
4) Habel LA, Ray GT, Silverberg MJ, et al. The epidemiology of herpes zoster in patients with newly diagnosed cancer. Cancer Epidemiol Biomarkers Prev 2013; **22**: 82-90
5) Yenikomshian MA, Guignard AP, Haguinet F, et al. The epidemiology of herpes zoster and its complications in Medicare cancer patients. BMC Infect Dis 2015; **15**: 106
6) Qian J, Heywood AE, Karki S, et al. Risk of herpes zoster prior to and following cancer diagnosis and treatment: a population-based prospective cohort study. J Infect Dis 2019; **220**: 3-11
7) Hansson E, Forbes HJ, Langan SM, et al. Herpes zoster risk after 21 specific cancers: population-based case-control study. Br J Cancer 2017; **116**: 1643-1651
8) Lal H, Cunningham AL, Godeaux O, et al. Efficacy of an adjuvanted herpes zoster subunit vaccine in older adults. N Engl J Med 2015; **372**: 2087-2096
9) Cunningham AL, Lal H, Kovac M, et al. Efficacy of the herpes zoster subunit vaccine in adults 70

years of age or older. N Engl J Med 2016; **375**: 1019-1032
10) Anderson TC, Masters NB, Guo A, et al. Use of recombinant zoster vaccine in immunocompromised adults aged ≥19 years: recommendations of the advisory committee on immunization practices - United States, 2022. MMWR Morb Mortal Wkly Rep 2022; **71**: 80-84
11) Dagnew AF, Ilhan O, Lee WS, et al. Immunogenicity and safety of the adjuvanted recombinant zoster vaccine in adults with haematological malignancies: a phase 3, randomised, clinical trial and post-hoc efficacy analysis. Lancet Infect Dis 2019; **19**: 988-1000
12) Vink P, Delgado Mingorance I, Maximiano Alonso C, et al. Immunogenicity and safety of the adjuvanted recombinant zoster vaccine in patients with solid tumors, vaccinated before or during chemotherapy: a randomized trial. Cancer 2019; **125**: 1301-1312
13) Henze L, Buhl C, Sandherr M, et al. Management of herpesvirus reactivations in patients with solid tumours and hematologic malignancies: update of the Guidelines of Infectious Diseases Working Party (AGIHO) of the German Society for Hematology and Medical Oncology (DGHO) on herpes simplex virus type1, herpes simplex virus type 2, and varicella zoster virus. Ann Hematol 2022; **101**: 491-511

CQ21

がん薬物療法を受けている患者にインフルエンザワクチン接種は推奨されるか？

推奨

●インフルエンザワクチンの接種はがん薬物療法を受けている患者に勧められる.
［推奨の強さ：1，合意率：87.1%，エビデンスレベル B］

解説

がん薬物療法中の患者へのインフルエンザワクチン接種の利益や安全性に関する前向き研究は少なく，症例数や研究数が少ないことや検討された各研究のエビデンスの強さが弱いことなどから限界はあるものの，複数の研究報告やシステマティックレビュー[1]がある.

全死亡率：RCT[2]で接種・非接種の両群に有意差はなく（OR 1.25，95%CI 0.43～3.62），観察研究[3,4]で接種と死亡リスク低下に有意な関連を示した（adjusted HR 0.88，95%CI 0.78～1）[3]，OR 0.42（95%CI 0.24～0.75）[4].

インフルエンザ様症状：コホート研究[4]では明らかな違いはなかったが，RCT[5]で接種した患者で有意に少なかった.

インフルエンザの確定診断：非ランダム化試験（NRCT）では，接種群でインフルエンザと確定診断された患者数が有意に少なかったが（OR 0.12，95%CI 0.02～0.62）[2]，接種群のほうが少なかったものの有意差を認めなかったとする報告もあった[3,4].

肺炎の発症：コホート研究では接種群で発症率が有意に少なかった（OR 0.31，95%CI 0.14～0.72）[3]が，その他の研究では有意差を認めなかった[4,5].

全入院率：RCT では接種群で入院率は有意に低かったが（OR 0.09，95%CI 0.02～0.49）[5]が，コホート研究では有意差を認めなかった[4]. 入院期間についても，接種群と非接種群とで有意な差を認めなかったが，入院期間の中央値は接種群で 0.9 日から 1.8 日短かった[3,4].

インフルエンザ関連死：2 つの研究[3,5]では接種群と非接種群に有意差はなく，もう 1 つの研究[2]においても両群ともほぼ同等であった.

抗がん薬の延期：コホート研究[3]ではインフルエンザまたは肺炎に罹患した患者は，非接種群は接種群と比較し次の治療開始が遅れていた（平均 16.3 日，中央値 12.0 日）.

血清反応：免疫能が低下したがん患者に対するワクチン接種について，血清学的な反応が健常者と比べて劣る可能性が複数の研究で指摘されている．健常者では接種で 94%に抗体価の上昇が認められたが，がん薬物療法中の患者では 71%で有意に少なかった（$p<0.05$）[6]．メタアナリシスでは，非接種もしくはプラセボを接種された患者と比較して接種群ではインフルエンザの確定診断例は少なく，健常者に比べてがん患者では有意に接種後の抗体価の上昇率は低かったが，インフルエンザ様症状の発症は同等に抑制できた[7,8]．また RCT[2]において接種群は非接種

群に対し，インフルエンザ A/H1N1 と A/H3N2 において幾何平均力価（geometric mean titres：GMTs）が有意に高く，インフルエンザ B においては有意差がなかった．

CD20 モノクローナル抗体であるリツキシマブは B 細胞を枯渇させ，回復するのに約 6 ヵ月から 1 年かかるとされ，ワクチンへの免疫反応が非常に悪いとの複数の報告があり，ワクチン接種後も抗体価が上昇しない可能性がある[9,10]．

免疫チェックポイント阻害薬（immune checkpoint inhibitor：ICI）：ICI 投与中のがん患者ではワクチンによる免疫関連副作用の増強が懸念されるが，安全性と効果に関するレビュー[11]では，ワクチン関連の深刻な有害事象の報告はなく，有効性についてはインフルエンザ症状や抗体保有率などで接種を支持する結果であった．

接種のタイミング/回数/投与量：接種後に抗体が増加するには少なくとも 2 週間かかるため，薬物療法を開始する 2 週前までに投与をするのが望ましい[12]．がん薬物療法中の接種時期については，骨髄抑制期に接種した患者の 93％で抗体価の上昇がみられたのに対し，抗がん薬投与と同時に接種した患者で抗体価が上昇したのは 50％と有意に低く（$p<0.01$）[6]，休薬期間に行うほうがよいと考えられるが，明確な答えは出ていない[6,13〜15]．接種回数は，1 回と 2 回で抗体価に差はなかったという報告と，1 回目の接種後 2 週間後に抗体価の上昇が認められなかった症例に 3〜5 週後に追加接種を行い抗体価が上昇したとの報告がある．また，移植や抗がん薬により免疫抑制状態にある患者に対し投与量を増やした患者（高用量，2 倍量と追加接種）と標準量の患者との免疫と安全性についての研究[16]では，高用量を接種した患者は標準量を接種した患者と比べて有意にインフルエンザ A/H1N1 の血清抗体保有率が上昇したが，A/H3N2 とインフルエンザ B では有意差は認められなかった．現時点では通常の成人の投与回数同様，標準量の 1 回接種でよいと考えられる[17,18]．

経鼻弱毒生ワクチン：2023 年に本邦でも 2〜18 歳の未成年を対象とし製造販売承認が取得されたが，生ワクチンのため免疫抑制状態にある患者への投与には注意が必要でありデータも乏しいため，推奨しない．

接種の患者負担：接種による副作用は局所の疼痛や微熱などの軽微なものが大半であり，重篤な副作用は頻度が低く，健常者に比べてがん患者で副作用が増加するという報告はない[7,8]．また，ワクチンは通常の医療機関で接種可能で，患者負担は少ない．

接種における日本の現状：実地臨床におけるがん薬物療法中のがん患者への接種について，2019 年 11 月から 12 月にかけて腫瘍内科の意識調査が行われ，ワクチン接種をほぼ全員に勧めるとした医師 58.1％に対し，エビデンスがない，適切な接種時期が不明であることを理由に積極的に勧めていないとする回答が 36.9％であった[19]．

各研究におけるエビデンスの強さは弱いものの，全生存率の上昇，インフルエンザや肺炎の感染率の低下，インフルエンザ重症化（生存・入院期間）の抑制，がん薬物療法の休薬や中止を防ぐ可能性があること，接種の血清的な反応を認め予防効果が示唆されていること，接種による副作用は軽微なものが多く患者負担が少ないことを考慮し，免疫力が低下しているがん患者に対して，インフルエンザワクチンを接種することが推奨される．

文献

1） Bitterman R, Eliakim-Raz N, Vinograd I, et al. Influenza vaccines in immunosuppressed adults with cancer. Cochrane Database Syst Rev 2018; (2): CD008983

2） Ambati A, Boas LS, Ljungman P, et al. Evaluation of pretransplant influenza vaccination in hematopoietic SCT: a randomized prospective study. Bone Marrow Transplant 2015; **50**: 858-864

3) Earle CC. Influenza vaccination in elderly patients with advanced colorectal cancer. J Clin Oncol 2003; **21**: 1161-1166

4) Vinograd I, Eliakim-Raz N, Farbman L, et al. Clinical effectiveness of seasonal influenza vaccine among adult cancer patients. Cancer 2013; **119**: 4028-4035

5) Musto P, Carotenuto M. Vaccination against influenza in multiple myeloma. Br J Haematol 1997; **97**: 505-506

6) Ortbals DW, Liebhaber H, Presant CA, et al. Influenza immunization of adult patients with malignant diseases. Ann Intern Med 1977; **87**: 552-557

7) Beck CR, McKenzie BC, Hashim AB, et al. Influenza vaccination for immunocompromised patients: summary of a systematic review and meta-analysis. Influenza Other Respir Viruses 2013; **7** (Suppl 2): 72-75

8) Beck CR, McKenzie BC, Hashim AB, et al. Influenza vaccination for immunocompromised patients: systematic review and meta-analysis by etiology. J Infect Dis 2012; **206**: 1250-1259

9) Pollyea DA, Brown JM, Horning SJ. Utility of influenza vaccination for oncology patients. J Clin Oncol 2010; **28**: 2481-2490

10) Yri OE, Torfoss D, Hungnes O, et al. Rituximab blocks protective serologic response to influenza A (H1N1) 2009 vaccination in lymphoma patients during or within 6 months after treatment. Blood 2011; **118**: 6769-6771

11) Spagnolo F, Boutros A, Croce E, et al. Influenza vaccination in cancer patients receiving immune checkpoint inhibitors: a systematic review. Eur J Clin Invest 2021; **51**: e13604

12) Nordoy T, Aaberge IS, Husebekk A, et al. Cancer patients undergoing chemotherapy show adequate serological response to vaccinations against influenza virus and Streptococcus pneumoniae. Med Oncol (Northwood, London, England) 2002; **19**: 71-78

13) Melcher L. Recommendations for influenza and pneumococcal vaccinations in people receiving chemotherapy. Clin Oncol 2005; **17**: 12-15

14) Tomblyn M, Chiller T, Einsele H, et al. Guidelines for preventing infectious complications among hematopoietic cell transplant recipients: a global perspective. Preface. Bone Marrow Transplant 2009; **44**: 453-455

15) Kunisaki KM, Janoff EN. Influenza in immunosuppressed populations: a review of infection frequency, morbidity, mortality, and vaccine responses. Lancet Infect Dis 2009; **9**: 493-504

16) Lai JJ, Lin C, Ho CL, et al. Alternative-dose versus standard-dose trivalent influenza vaccines for immunocompromised patients: a meta-analysis of randomised control trials. J Clin Med 2019; **8**: 590

17) Ljungman P, Nahi H, Linde A. Vaccination of patients with haematological malignancies with one or two doses of influenza vaccine: a randomised study. Br J Haematol 2005; **130**: 96-98

18) Sanada Y, Yakushijin K, Nomura T, et al. A prospective study on the efficacy of two-dose influenza vaccinations in cancer patients receiving chemotherapy. Jpn J Clin Oncol 2016; **46**: 448-452

19) Maeda T, Sasaki H, Togawa A, et al. Surveillance of the current situation regarding influenza vaccination according to medical oncologists in Japan. Cancer Sci 2021; **112**: 433-443

CQ22

がん薬物療法を受けている患者に肺炎球菌ワクチン接種は推奨されるか？

推奨

●**新たに造血器腫瘍または固形腫瘍と診断された患者には，13 価または 15 価結合型肺炎球菌ワクチン（PCV13/PCV15）および 23 価肺炎球菌莢膜多糖体ワクチン（PPSV23）の接種を推奨する.**

［推奨の強さ：2，合意率：87.1%，エビデンスレベル C］

解説

がん患者やがん薬物療法を受けた患者では，肺炎球菌性肺炎や侵襲性肺炎球菌感染症（invasive pneumococcal disease：IPD）の罹患リスクや致死率が高い．日本の保険請求データベースを用いた後方視的コホート観察研究において，Medical Data Vision Company のデータ（DPC 対象の急性期病院由来のデータで高齢者が多い）を用いた検討では，19 歳以上の悪性腫瘍患者の健常者に対する肺炎球菌性肺炎のリスク比は 1.7（95%CI 1.5～1.9），IPD のリスク比は 4.4（95%CI 2.6～7.4）であった．また，Japan Medical Data Center のデータ（企業の健康保険組合由来のデータで若年健常者が多い）を用いた検討では，19 歳以上の悪性腫瘍患者の健常者に対する肺炎球菌性肺炎のリスク比は 11.2（95%CI 9.0～14.1），IPD のリスク比は 43.3（95%CI 24.7～76.2）であった．特に 19～49 歳では IPD のリスク比が 206.6（95%CI 80.6～530）と高かった[1]．スウェーデンにおける観察研究では，当該疾患のない患者と比較した IPD のリスク比はすべての悪性腫瘍患者で 4.09（95%CI 3.69～4.52），すべての固形腫瘍患者で 1.26（95%CI 1.07～1.48），肺がん 22.4（95%CI 17.11～29.33），大腸がん 2.44（95%CI 1.61～3.72），前立腺がん 1.99（95%CI 1.49～2.67），乳がん 0.81（95%CI 0.53～1.22），すべての造血器腫瘍 29.16（95%CI 25.66～33.13），多発性骨髄腫 154.37（95%CI 132.51～179.84），慢性リンパ性白血病 28.86（95%CI 22.13～37.63）であった．同様に死亡のリスク比は，すべての悪性腫瘍 2.16（95%CI 1.71～2.72），すべての固形腫瘍 3.66（95%CI 2.82～4.73），肺がん 4.33（95%CI 3.05～6.13），大腸がん 1.85（95%CI 0.76～4.53），前立腺がん 1.10（95%CI 0.48～2.54），すべての造血器腫瘍 1.43（95%CI 1.03～1.99），多発性骨髄腫 1.89（95%CI 1.28～2.78），慢性リンパ性白血病 0.76（95%CI 0.29～1.96）であった[2]．他の研究でも造血器腫瘍患者より非造血器腫瘍患者で致死率が高かった[3,4]．

肺炎球菌ワクチンには莢膜多糖体ワクチン（PPSV）と結合型ワクチン（PCV）がある．PPSV は精製した莢膜多糖体を抗原とし，B 細胞を直接活性化して抗体産生を誘導する．PCV は莢膜多糖体に無病原性ジフテリア毒素などの蛋白抗原を結合させたもので，T 細胞を介した免疫応答を誘導する．メモリー B 細胞が形成されるため追加接種によるブースター効果が期待できる．わが国では 23 価の PPSV（PPSV23，ニューモバックス®NP，MSD），13 価の PCV（PCV13，プレベナー13®，ファイザー)，15 価の PCV (PCV15，バクニュバンス®，MSD) が販売されている．肺炎球菌の莢膜多糖体には 100 種類以上の血清型が存在するが，それぞれ 23 種類，13 種類，15 種類の血清型に対応し，日本の成人の肺炎球菌性肺炎[5] および IPD[6] における原因血清型のそれぞれ 6 割，3～4 割，4 割前後をカバーする．PPSV23 は肺炎球菌感染症のリスクが高い 2 歳以上に適応があり，特に脾臓摘出後患者は保険適用の対象となっている．また，2023 年度時点では 65 歳以上の高齢者は定期接種の対象として公費助成を受けることができる．65 歳未満の成人は患者希望による接種 (任意接種) が可能である．PCV13 は本ガイドライン改訂第 2 版が発行された 2017 年 10 月の時点では適応が生後 2 ヵ月から 6 歳未満の小児および 65 歳以上の高齢者に限定されていたが，2020 年 5 月に全年齢に適応が拡大された．これにより肺炎球菌感染症のリスクが高いすべての成人の任意接種が可能となった．2023 年 4 月に発売された PCV15 も高リスクの成人の任意接種が可能である．50 歳以上の健常者を対象とした二重盲検 RCT では PCV15 と PCV13 で同等の安全性が示され，また免疫原性に関しては共有する 13 血清型については同等で，PCV15 のみに含まれる 2 血清型については PCV15 の優位性が示された[7]．

がん患者やがん薬物療法を受けた患者において肺炎球菌ワクチンの効果を評価した RCT はない．日本の 65 歳以上の高齢者における PPSV23 の効果を評価した二重盲検 RCT では，すべての原因の肺炎の発生率と肺炎球菌性肺炎の発生率および死亡率が有意に減少した[8]．同様の非盲検 RCT では，75 歳以上の高齢者においてすべての原因の肺炎による入院率と医療費が有意に減少した[9]．オランダの 65 歳以上の高齢者における PCV13 の効果を評価した二重盲検 RCT では，すべての原因による市中肺炎に対する効果は確認されなかったが，ワクチンに含まれる血清型による肺炎球菌性肺炎，IPD は有意に減少した[10]．台湾の保険請求データベースを用いて 75 歳以上の固形腫瘍患者における PPSV23 の効果を評価した研究が複数報告されている．固形腫瘍と診断されてから 5 年以上生存している 75 歳以上の患者において，PPSV23 は肺炎による入院発生率および累積肺炎発症率を有意に減少させたが，全生存期間は同程度であった[11]．75 歳以上の肺がん，大腸がん，前立腺がん患者において PPSV23 は市中肺炎による入院率を減少させ，生存率を向上させた[12～14]．

他のデータはがん患者やがん薬物療法を受けた患者における抗体産生を評価したものがほとんどである．がん薬物療法中に PPSV23 を接種したリンパ腫および固形腫瘍患者では有効な抗体産生が得られたが[15]，リツキシマブ投与後 6 ヵ月以内に PPSV を接種した場合は抗体が産生されなかった[16]．放射線治療中に肺炎球菌莢膜多糖体成分を接種した頭頸部がん患者では健常者に比べて抗体価が低かった[17]．慢性リンパ球性白血病患者では，PPSV23 および PCV7 接種後の抗体産生が対照群に比べて低下していたが[18,19]，病期が早い患者の PPSV23 接種では十分な抗体が産生された[20]．がん薬物療法開始後の PCV13 接種では有効な抗体価の上昇は確認されなかったが，がん薬物療法開始前では確認された[21]．また，がん薬物療法開始前の接種では PPSV23 よりも PCV13 で高い抗体産生が得られた[22]．チロシンキナーゼ阻害薬投与中に PPSV23 を接種した慢性骨髄性白血病患者では健常者に比べて抗体産生が低下していた[23]．がん薬物療法・放射線治療後のホジキンリンパ腫患者では PPSV 接種による抗体産生が不十分であったが[24,25]，治療前の PPSV 接種では有効な抗体産生が得られた[17,25,26]．また，脾臓摘出術後を含むホジキンリンパ腫患者の PCV7-PPSV23 連続接種では PPSV23 単独接種に比べて高い抗体産生が得られた[27]．脾臓摘出後・がん薬物療法前の非ホジキンリンパ腫患者の PPSV23 接種では約半数で有効な抗体産生が得られ，リンパ腫以外の理由で脾臓摘出術を受けた患者と差はなかった[28]．多発性骨髄腫患者の PPSV23 または PCV7 単回接種後の抗体価は健常者に比べて低かったが[29,30]，PCV13-

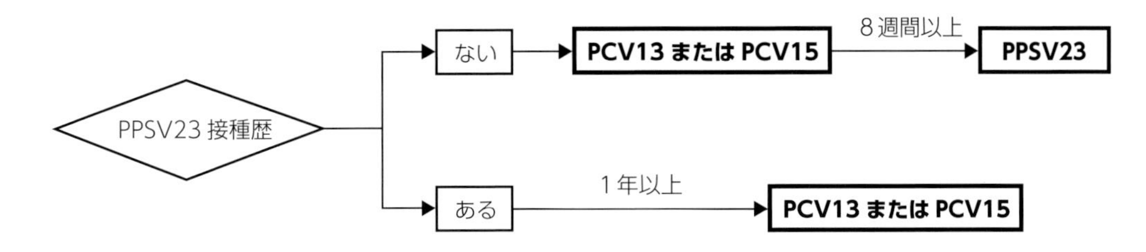

PPSV23：23 価肺炎球菌莢膜多糖体ワクチン　PCV13：13 価結合型肺炎球菌ワクチン　PCV15：15 価結合型肺炎球菌ワクチン

図 1　新たに造血器腫瘍または固形腫瘍と診断された患者の肺炎球菌ワクチン接種スケジュール

PPSV23 連続接種では十分に抗体価が上昇した[31]．

米国では 2012 年以降，ACIP が造血器腫瘍や転移性悪性腫瘍の患者に対する PCV13-PPSV23 連続接種を推奨してきた[32]．IDSA も新規に診断された造血器腫瘍および固形腫瘍患者に対して同様に推奨している[33]．わが国でも 2021 年に日本呼吸器学会・日本感染症学会・日本ワクチン学会の合同委員会が『6 歳から 64 歳までのハイリスク者に対する肺炎球菌ワクチン接種の考え方』において，悪性腫瘍患者に対してまず PCV13 を接種し，8 週間以上の間隔を空けて PPSV23 を接種（PPSV23 をすでに接種している場合は PPSV23 接種後 1 年以上空けて PCV13 を接種）することを推奨している[34]．2021 年に米国で PCV20 および PCV15 が承認されたのを受けて ACIP は 2022 年に推奨を改訂し，PCV20 を 1 回接種する（全 1 回）か，PCV15 を 1 回接種したあと，8 週間以上の間隔を空けて PPSV23 を 1 回接種する（全 2 回）ことを推奨している[35]．NCCN ガイドラインにおいても同様である[36]．わが国の 3 学会の合同委員会は 2023 年に『65 歳以上の成人に対する肺炎球菌ワクチン接種に関する考え方』を改訂し，固形腫瘍患者やがん薬物療法中の患者に対して PCV13 または PCV15 と PPSV23 の連続接種を推奨している[37]．

以上，がん患者やがん薬物療法中の患者における肺炎球菌ワクチンの効果を評価した RCT はないが，データベースを用いたコホート研究は肺炎球菌ワクチンの有効性を支持しており，また当該患者における肺炎球菌性肺炎や IPD の罹患リスク・死亡リスクの高さを考慮し，肺炎球菌ワクチンの接種を推奨する．具体的なワクチンの種類や接種方法についてのエビデンスは不十分であるが，ワクチン接種後の抗体産生を評価した複数のデータに基づき，PCV13 または PCV15 と PPSV23 の連続接種を推奨する（図 1）．PPSV23 未接種の場合は，まず PCV13 または PCV15 を 1 回接種し，8 週間以上の間隔を空けて PPSV23 を 1 回接種する．PPSV23 接種済の場合は，PPSV23 接種後 1 年以上の間隔を空けて PCV13 または PCV15 を接種する．がん薬物療法後は 3 ヵ月以上，抗 B 細胞抗体治療後は 6 ヵ月以上の間隔を空けてから接種する[33]．

文献

1）Imai K, Petigara T, Kogn MA, et al. Risk of pneumococcal diseases in adults with underlying medical conditions: a retrospective, cohort study using two Japanese healthcare databases. BMJ Open 2018; **8**: e018553

2）Backhaus, Berg S, Andersson R, et al. Epidemiology of invasive pneumococcal infections: manifestations, incidence and case fatality rate correlated to age, gender and risk factors. BMJ Infect Dis 2016; **16**: 367

3）Shigayeva A, Rudnick W, Green K, et al. Invasive pneumococcal disease among immunocompromised persons: implications for vaccination programs. Clin Infect Dis 2016; **62**: 139-147

4) Andersen MA, Niemann CU, Rostgaard K, et al. Differences and temporal changes in risk of invasive pneumococcal disease in adults with hematological malignancies: results from a nationwide 16-year cohort study. Clin Infect Dis 2021; **72**: 463-471

5) Maeda H, Dhoubhadel BG, Sando E, et al. Long-term impact of pneumococcal conjugate vaccines for children on adult pneumococcal pneumonia in Japan: two multicenter observational studies from 2011 to 2020. Vaccine 2022; **40**: 5504-5512

6) Tamura K, Chang B, Shimbashi R, et al. Dynamic changes in clinical characteristics and serotype distribution of invasive pneumococcal disease among adults in Japan after introduction of the pediatric 13-valent pneumococcal conjugate vaccine in 2013-2019. Vaccine 2022; **40**: 3338-3344

7) Platt HL, Cardona JF, Haranaka M, et al. A phase 3 trial of safety, tolerability, and immunogenicity of V114, 15-valent pneumococcal conjugate vaccine, compared with 13-valent pneumococcal conjugate vaccine in adults 50 years of age and older (PNEU-AGE). Vaccine 2022; **40**: 162-172

8) Maruyama T, Taguchi O, Niederman MS, et al. Efficacy of 23-valent pneumococcal vaccine in preventing pneumonia and improving survival in nursing home residents: double blind, randomised and placebo controlled trial. BMJ Open 2010; **340**: c1004

9) Kawakami K, Ohkusa Y, Kuroki R, et al. Effectiveness of pneumococcal polysaccharide vaccine against pneumonia and cost analysis for the elderly who receive seasonal influenza vaccine in Japan. Vaccine 2010; **28**: 7063-7069

10) Bonten MJ, Huijts SM, Bolkenbaas M, et al. Polysaccharide conjugate vaccine against pneumococcal pneumonia in adults. N Engl J Med 2015; **372**: 1114-1125

11) Chiou WY, Lee MS, Hung SK, et al. Effectiveness of 23-valent pneumococcal polysaccharide vaccine on elderly long-term cancer survivors: a population- based propensity score matched cohort study. BMJ Open 2018; **8**: e019364

12) Chiou WY, Hung SK, Lai CL, et al. Effect of 23-valent pneumococcal polysaccharide vaccine inoculated during anti-cancer treatment period in elderly lung cancer patients on community-acquired pneumonia hospitalization. Medicine (Baltimore) 2015; **94**: e1022

13) Chiou WY, Hung SK, Lin HY, et al. Effectiveness of 23-valent pneumococcal polysaccharide vaccine on elderly patients with colorectal cancer: a population-based propensity score-matched cohort study. Medicine (Baltimore) 2019; **98**: e18380

14) Li CY, Chen LC, Lin HY, et al. Impact of 23-valent pneumococcal polysaccharide vaccination on the frequency of pneumonia-related hospitalization and survival in elderly patients with prostate cancer: a seven-year nationwide matched cohort study. Cancer 2021; **127**: 124-136

15) Nordøy T, Aaberge IS, Husebekk A, et al. Cancer patients undergoing chemotherapy show adequate serological response to vaccinations against influenza virus and Streptococcus pneumoniae. Med Oncol 2002; **19**: 71-78

16) Berglund A, Willén L, Grödeberg L, et al. The response to vaccination against influenza A(H1N1) 2009, seasonal influenza and Streptococcus pneumoniae in adult outpatients with ongoing treatment for cancer with and without rituximab. Acta Oncol 2014; **53**: 1212-1220

17) Ammann AJ, Schiffman G, Addiego JE, et al. Immunization of immunosuppressed patients with pneumococcal polysaccharide vaccine. Rev Infect Dis 1981; **3**: S160-S167

18) Sinisalo M, Aittoniemi J, Oivanen P, et al. Response to vaccination against different types of antigens in patients with chronic lymphocytic leukaemia. Brit J Haematol 2001; **114**: 107-110

19) Sinisalo M, Vilpo J, Itälä M, et al. Antibody response to 7-valent conjugated pneumococcal vaccine in patients with chronic lymphocytic leukaemia. Vaccine 2007; **26**: 82-87

20) Hartkamp A, Mulder AH, Rijkers GT, et al. Antibody responses to pneumococcal and haemophilus vaccinations in patients with B-cell chronic lymphocytic leukaemia. Vaccine 2001; **19**: 1671-1677

21) Mauro FR, Giannarelli D, Galluzzo CM, et al. Response to the conjugate pneumococcal vaccine (PCV13) in patients with chronic lymphocytic leukemia (CLL). Leukemia 2020; **35**: 737-746
22) Svensson T, Kättström M, Hammarlund Y, et al. Pneumococcal conjugate vaccine triggers a better immune response than pneumococcal polysaccharide vaccine in patients with chronic lymphocytic leukemia A randomized study by the Swedish CLL group. Vaccine 2018; **36**: 3701-3707
23) de Lavallade H, Khoder A, Hart M, et al. Tyrosine kinase inhibitors impair B-cell immune responses in CML through off-target inhibition of kinases important for cell signaling. Blood 2013; **122**: 227-238
24) Siber GR, Weitzman SA, Aisenberg AC, et al. Impaired antibody response to pneumococcal vaccine after treatment for Hodgkin's disease. N Engl J Med 1978; **299**: 442-448
25) Levine AM, Overturf GD, Field RF, et al. Use and efficacy of pneumococcal vaccine in patients with Hodgkin disease. Blood 1979; **54**: 1171-1175
26) Addiego JE Jr, Ammann AJ, Schiffman G, et al. Response to pneumococcal polysaccharide vaccine in patients with untreated Hodgkin's disease. Children's Cancer Study Group Report. Lancet 1980; **316**: 450-452
27) Chan CY, Molrine DC, George S, et al. Pneumococcal conjugate vaccine primes for antibody responses to polysaccharide pneumococcal vaccine after treatment of Hodgkin's disease. J Infect Dis 1996; **173**: 256-258
28) Petrasch S, Kühnemund O, Reinacher A, et al. Antibody responses of splenectomized patients with non-Hodgkin's lymphoma to immunization with polyvalent pneumococcal vaccines. Clin Diagn Lab Immunol 1997; **4**: 635-638
29) Robertson JD, Nagesh K, Jowitt SN, et al. Immunogenicity of vaccination against influenza, Streptococcus pneumoniae and Haemophilus influenzae type B in patients with multiple myeloma. Br J Cancer 2000; **82**: 1261-1265
30) Karlsson J, Hogevik H, Andersson K, et al. Pneumococcal vaccine responses in elderly patients with multiple myeloma, Waldenstrom's macroglobulinemia, and monoclonal gammopathy of undetermined significance. Trial Vaccinol 2013; **2**: 31-38
31) Renaud L, Schraen S, Fouquet G, et al. Response to pneumococcal vaccination in multiple myeloma. Cancer Medicine. 2019; **8**: 3822-3830
32) Tamara, et al. Use of 13-Valent Pneumococcal Conjugate Vaccine and 23-Valent Pneumococcal Polysaccharide Vaccine for Adults with Immunocompromising Conditions: Recommendations of the Advisory Committee on Immunization Practices (ACIP). MMWR 2012; **61**: 816
33) Rubin LG, Levin MJ, Ljungman P, et al. 2013 IDSA clinical practice guideline for vaccination of the immunocompromised host. Clin Infect Dis 2014; **58**: e44-e100
34) 日本呼吸器学会呼吸器ワクチン検討委員会/日本感染症学会ワクチン委員会/日本ワクチン学会・合同委員会．6 歳から 64 歳までのハイリスク者に対する肺炎球菌ワクチン接種の考え方．2021 https://www.kansensho.or.jp/uploads/files/guidelines/210317_teigen.pdf［最終アクセス 2023 年 12 月 22 日］
35) Kobayashi M, Farrar JL, Gierke R, et al. Use of 15-Valent Pneumococcal Conjugate Vaccine and 20-Valent Pneumococcal Conjugate Vaccine Among U.S. Adults: Updated Recommendations of the Advisory Committee on Immunization Practices — United States, 2022. MMWR Morb Mortal Wkly Rep 2022; **71**: 109-117
36) Baden, et al. NCCN Clinical Practice Guidelines in Oncology (NCCN Guidelines®) Prevention and Treatment of Cancer-Related Infections Version 3.2022.
37) 日本呼吸器学会 感染症・結核学術部会ワクチン WG/日本感染症学会ワクチン委員会/日本ワクチン学会・合同委員会．65 歳以上の成人に対する肺炎球菌ワクチン接種に関する考え方．2023 https://www.kansensho.or.jp/uploads/files/guidelines/o65haienV/o65haienV_230324.pdf［最終アクセス 2023 年 12 月 22 日］

索 引

欧 文

発熱性好中球減少症(FN)診療ガイドライン(改訂第3版)
―がん薬物療法時の感染対策

2012年 8月 5日 第1版第1刷発行
2015年 3月 30日 第1版第5刷発行
2017年 10月 20日 第2版第1刷発行
2022年 12月 5日 第2版第4刷発行
2024年 2月 25日 改訂第3版発行

編集者 日本臨床腫瘍学会
発行者 小立健太
発行所 株式会社 南 江 堂
〒113-8410 東京都文京区本郷三丁目42番6号
☎(出版)03-3811-7198 (営業)03-3811-7239
ホームページ https://www.nankodo.co.jp/
印刷・製本 公和図書
装丁 杉本勇気(Amazing Cloud Inc.)

Practical Guideline for Febrile Neutropenia (FN), 3rd Edition

定価は表紙に表示してあります.
落丁・乱丁の場合はお取り替えいたします.
ご意見・お問い合わせはホームページまでお寄せください.

Printed and Bound in Japan
ISBN978-4-524-23376-2